LUNEIYA WUCHUANG JIANCE FANGFA YU SHIXIAN

颅内压无创检测方法与实现

The Method and Realization for Noninvasive Measuring of Intracranial Pressure

季忠 编著

高等教育出版社·北京
HIGHER EDUCATION PRESS BEIJING

内容简介

临床上,颅内压增高是导致病人病情恶化、预后不良或死亡的最常见原因之一。颅内压无创检测方法虽有研究,但尚未达到令人满意的程度,目前尚未见到系统讨论颅内压无创检测方法的书籍。本书基于作者在生物医学信号处理领域和虚拟生物医学仪器研究过程中所取得的研究成果,同时借鉴了大量的相关资料编著而成,全书系统地介绍了目前颅内压无创检测方法及其实现。

本书是一本综合应用生物医学、信号处理、电子技术、虚拟仪器技术等相关学科原理与技术的著作,体现学科交叉在科学研究中的重要作用,适合相关专业的科研工作者和研究人员使用,亦可作为神经内、外科的医生和生物医学工程学科的教师和研究生研究相关课题的参考书。

图书在版编目(CIP)数据

颅内压无创检测方法与实现/季忠编著. —北京:高等教育出版社,2010.3
ISBN 978-7-04-028868-1

Ⅰ.①颅… Ⅱ.①季… Ⅲ.①颅-内压力-监测
②颅-内压力-显微外科学 Ⅳ.①R742.7

中国版本图书馆 CIP 数据核字(2010)第 028802 号

策划编辑	刘占伟	责任编辑	王素霞	封面设计	刘晓翔
责任绘图	尹 莉	版式设计	王 莹	责任校对	金 辉
责任印制	毛斯璐				

出版发行	高等教育出版社	购书热线	010-58581118
社　　址	北京市西城区德外大街4号	咨询电话	400-810-0598
邮政编码	100120	网　　址	http://www.hep.edu.cn
总　　机	010-58581000		http://www.hep.com.cn
经　　销	蓝色畅想图书发行有限公司	网上订购	http://www.landraco.com
			http://www.landraco.com.cn
印　　刷	北京外文印刷厂	畅想教育	http://www.widedu.com
开　　本	787×1092　1/16	版　　次	2010年3月第1版
印　　张	10.25	印　　次	2010年3月第1次印刷
字　　数	190 000	定　　价	35.00元

本书如有缺页、倒页、脱页等质量问题,请到所购图书销售部门联系调换。
版权所有　侵权必究
物料号　28868-00

前　言

颅内压增高是临床上导致病人病情恶化、预后不良或死亡的最常见原因之一,因此临床颅内压的监测具有重要意义。目前应用较多的方法是颅内压有创检测方法,但这种方法不可避免地给病人带来了很多痛苦。虽然近几年来国内外对颅内压的无创检测方法也多有研究,但只是就某一种方法在颅内压无创检测方面的可行性进行探讨,能够应用于临床的专门颅内压无创检测仪器尚不多见。作者在该领域已经作了很多有益的研究,研制成功颅内压无创检测分析仪,并获得准产注册证,已进入医院实现临床使用。这表明作者在这一领域的研究实现了理论和应用的有机结合,并成功实现了理论到应用的转化。

由于目前发展的不同颅内压无创检测方法是依据不同的被测生理参数与颅内压变化的相关关系来实现颅内压无创检测的,每一种方法都有其受众面和限制因素,因而不能仅通过一种方法就完全替代颅内压的有创检测。所以,研究不同的颅内压无创检测方法并实现其在临床中的应用具有重要的意义。在此基础上,如何实现颅内压无创检测方法的综合应用是颅内压无创检测方法研究的一个发展方向。

从本书的编排上看,本书对目前主要的颅内压无创检测方法从理论和应用两个方面进行了系统的阐述,理论上探讨方法的可行性及理论基础,应用上研究该方法的仪器实现和临床应用,对于进行颅内压无创检测仪器的研究及推进颅内压无创检测仪器的发展具有很好的指导意义。同时从本书的内容看,本书综合运用了生物医学、信号处理、电子技术、虚拟仪器技术等相关学科的原理与技术,是一本多学科交叉的著作,因而适合多个专业的研究生、科学工作者和研究人员及相关临床医务人员使用,具有较广的受众面。

在撰写本书的过程中,作者得到了大量的帮助,也参阅和引用了大量的文献资料,有些文献虽对颅内压无创检测方法进行了有益的探讨,但本书没能一一列出,敬请谅解。在此,诚挚地感谢所有给予过帮助的人们,同时也感谢所有从事颅内压无创检测方法研究的工作者,正是他们给我提供了很多可供借鉴的资料。

感谢重庆市科学技术委员会项目和中国博士后科学基金的资助,作者才能一直坚持颅内压无创检测方法的研究。

由于颅内压无创检测方法尚在进一步的研究中,同时由于作者水平有限,书中难免有不妥之处,敬请广大读者不吝赐教指正。

季忠

2009 年 10 月

目 录

第 1 章 绪论 ··· 1
1.1 颅内压及其增高机理 ··· 1
1.1.1 颅内压 ·· 1
1.1.2 颅内压增高机理 ·· 1
1.1.3 颅内压增高的影响因素 ··· 2
1.2 颅内压检测方法综述 ··· 3
1.2.1 颅内压有创检测方法 ·· 4
1.2.2 颅内压无创检测方法 ·· 5
1.3 颅内压无创检测方法研究的目的和意义 ························· 6
本章参考文献 ··· 6

第 2 章 基于闪光视觉诱发电位的颅内压无创检测方法 ········· 9
2.1 闪光视觉诱发电位的电生理基础 ·································· 9
2.1.1 神经元和突触 ··· 9
2.1.2 视觉诱发电位的临床解剖生理基础 ··························· 10
2.1.3 颅内压增高对视觉诱发电位影响的临床表现 ··············· 11
2.2 视觉诱发电位测量方法 ··· 11
2.2.1 基于叠加平均技术的视觉诱发电位测量 ····················· 12
2.2.2 基于谱分析的视觉诱发电位测量 ······························ 13
2.2.3 基于人工神经网络的视觉诱发电位测量 ····················· 13
2.2.4 基于小波变换的视觉诱发电位测量 ··························· 15
2.2.5 基于独立分量分析方法的视觉诱发电位测量 ··············· 16
2.2.6 基于滤波法的视觉诱发电位测量 ······························ 16

I

2.2.7　闪光视觉诱发电位信号少次提取方法的实现 ………………… 17
　2.3　基于FVEP的颅内压无创综合检测分析仪器系统研究 …………………… 47
　　　2.3.1　仪器系统的组成 ……………………………………………… 48
　　　2.3.2　仪器系统的功能 ……………………………………………… 50
　　　2.3.3　仪器系统的临床应用 ………………………………………… 56
　本章参考文献 ……………………………………………………………… 61

第3章　基于TCD的颅内压无创检测方法 …………………………………… 69
　3.1　TCD的原理 ………………………………………………………………… 70
　　　3.1.1　超声波及其传播 ……………………………………………… 70
　　　3.1.2　超声换能器 …………………………………………………… 72
　　　3.1.3　多普勒效应 …………………………………………………… 73
　　　3.1.4　超声波测血流模型 …………………………………………… 75
　　　3.1.5　TCD诊断仪的组成 …………………………………………… 78
　3.2　TCD的重要参数 …………………………………………………………… 79
　　　3.2.1　深度 …………………………………………………………… 79
　　　3.2.2　血流变化 ……………………………………………………… 79
　　　3.2.3　脉动参数 ……………………………………………………… 81
　　　3.2.4　血流频谱形态 ………………………………………………… 82
　3.3　颅内压增高与TCD血流动力学参数变化的关系 ………………………… 84
　　　3.3.1　颅内压增高时的TCD血流动力学参数及其频谱变化规律 …… 84
　　　3.3.2　TCD血流动力学参数与颅内压增高的相关性研究 …………… 86
　3.4　基于TCD的颅内压力变化连续监护 ……………………………………… 90
　3.5　TCD检测颅内压的临床应用 ……………………………………………… 93
　　　3.5.1　颅内压增高的TCD诊断标准 ………………………………… 93
　　　3.5.2　关于TCD应用于颅内压测量的建议 ………………………… 93
　本章参考文献 ……………………………………………………………… 94

第4章　基于近红外光谱信号分析的颅内压无创检测方法 ………………… 97
　4.1　近红外光谱 ………………………………………………………………… 97
　　　4.1.1　红外光区 ……………………………………………………… 98
　　　4.1.2　近红外振动光谱 ……………………………………………… 99
　　　4.1.3　近红外光谱的特点 …………………………………………… 103
　4.2　近红外光谱分析技术 ……………………………………………………… 105

  4.2.1 近红外光谱分析的基本原理 …………………………………… 106
  4.2.2 近红外光谱的定量分析与定性分析 …………………………… 107
  4.2.3 近红外光谱的回归分析技术 …………………………………… 108
  4.2.4 近红外光谱的主成分分析技术 ………………………………… 112
  4.2.5 近红外光谱的偏最小二乘回归分析技术 ……………………… 115
  4.2.6 近红外光谱的人工神经网络分析技术 ………………………… 118
 4.3 基于近红外光谱的颅内压无创检测方法的实现 ……………………… 119
 本章参考文献 …………………………………………………………………… 121

第5章 基于生物电阻抗技术的颅内压无创检测方法 …………………… 123
 5.1 基本原理 …………………………………………………………………… 123
  5.1.1 Cole–Cole 理论 ………………………………………………… 123
  5.1.2 频散理论 ………………………………………………………… 126
 5.2 阻抗测量技术 ……………………………………………………………… 127
  5.2.1 测量方法介绍 …………………………………………………… 127
  5.2.2 激励源 …………………………………………………………… 129
  5.2.3 电极 ……………………………………………………………… 130
  5.2.4 阻抗信息的提取 ………………………………………………… 131
  5.2.5 阻抗参数的计算 ………………………………………………… 136
 5.3 基于生物电阻抗法的颅内压无创检测方法的实现 …………………… 138
  5.3.1 原理 ……………………………………………………………… 138
  5.3.2 脑阻抗测量中的注意事项 ……………………………………… 141
 本章参考文献 …………………………………………………………………… 142

第6章 颅内压无创检测实现的其他方法 …………………………………… 145
 6.1 临床表现及影像学检查方法 ……………………………………………… 145
 6.2 视网膜静脉压或动脉压方法 ……………………………………………… 145
 6.3 鼓膜移位方法 ……………………………………………………………… 146
 6.4 前囟测压方法 ……………………………………………………………… 146
 6.5 眼内压方法 ………………………………………………………………… 147
 6.6 数学模型方法 ……………………………………………………………… 147
 6.7 微创应变电测方法 ………………………………………………………… 148
 6.8 颅内压无创检测方法的发展方向 ………………………………………… 148
 本章参考文献 …………………………………………………………………… 149

第1章 绪 论

1.1 颅内压及其增高机理

1.1.1 颅内压

对于正常人,颅内有一定的压力,将其称为颅内压(intracranial pressure,ICP),或简称为颅压或脑压。经腰椎、小脑延髓池或脑室穿刺测得的压力应更为确切地称为脑脊液压力。测量颅内压的方法和途径有很多,主要包括穿刺脑脊液腔用压力管测量和用颅压监护仪测量。对同一个人各法测得的结果大致相同。因颅内压受体位的影响很大,所以通常所说的颅内压是指人在水平侧卧位且身体松弛的状态下,经腰椎穿刺接上一定内径的管子所测量的压力。每个人的颅内压差别较大,一般认为成人颅内压的正常值为 70~180 mmH$_2$O;如压力为 180~200 mmH$_2$O,可视为介于正常和异常之间的边缘性压力或可疑的颅内压增高;如压力超过 200 mmH$_2$O,可确定为病理状态,即颅内压增高;如压力低于 50 mmH$_2$O,可确定为病理性的低颅压,压力为 50~70 mmH$_2$O 为可疑的低颅压。

1.1.2 颅内压增高机理

引起颅内压增高的疾病很多,但产生颅内压增高的主要因素是颅腔内三种内容物体积的增大与颅内占位性病变。这些因素包括:① 脑脊液增多,见于交通性与非交通性脑积水;② 血液增多,较常见的是脑血管扩张与蛛网膜下腔出血;③ 颅内占位性病变,如血肿、肿瘤与脑脓肿等,因大面积的凹陷骨折与颅骨闭锁症而令颅腔容积变小从而引起颅内压增高的现象较为少见;④ 脑组织的体积增大,最常见的是脑水肿。脑水肿是脑组织内水分异常增多的一种病理状态,它是颅脑损伤、颅内占位病变、颅内炎症、脑血管病、脑缺氧、脑代谢障碍以及外源性或内源性中毒等疾病常见的、共同的病理生理现象,可通过改变脑组织的血供和神经细胞的功能等加重神经细胞损伤,严重影响病情的发展与预后。脑水肿达到一定程度时必将引起颅内压增高,所以除颅内占位性病变和脑积水所致的颅内压增高外,脑水肿和颅内压增高可以被认为是统一的概念。脑水肿本身可以并无特殊症状而完全表现为颅内压增高,其所导致的各种脑疝往往是患者死亡的主要原因。所以考虑这些颅内压增高的因素对有针对性地处理颅内压增高是有帮助的。

颅内压增高的病因归纳起来有六大类:外伤性病因,如脑外伤;血管性病因,如出血性或闭塞性脑血管病等;炎症性病因,如脑炎与脑膜炎等;先天性病因,如婴儿脑积水或颅骨闭锁症等;颅内肿瘤;全身性疾病,如休克、窒息、小儿中毒性肺炎或中毒性痢疾引起的中毒性脑病等。这些疾病可由于上述四种因素之一或一种以上的因素而导致颅内压增高。如脑外伤病人可同时或在疾病发展的过程中先后出现脑血管扩张、脑水肿及颅内血肿,少数病人可因蛛网膜下腔出血而发生创伤性脑积水。

1.1.3　颅内压增高的影响因素

颅内压增高可由多种原因引起,其病程长短也常受多种因素的影响,如年龄、病变部位、病变性质、生长速度以及脑水肿的程度和病人的全身情况等。在颅内压增高过程中,也常受某些恶性循环因素的影响导致颅内压增高、病程的延长或病情迅速恶化,待出现严重症状和体征时才就诊,则会造成治疗困难或失去治疗机会而预后不良,甚至死亡。

1. 年龄

发病年龄的大小、智力发育状况和语言表达能力均有可能影响颅内压增高的病程。如一般儿童及青少年颅缝闭合尚未完全牢固时,颅内压增高可使颅缝分离;婴幼儿颅缝及前囟未闭,颅内压增高时可增加颅腔容积,使颅腔容积的代偿空间扩大。当颅内有占位性病变或其他原因引起的颅内内容物体积增大时,颅内压增高的症状和体征因颅腔容积的增大可出现较晚;或有早期轻微症状和体征,由于智力尚未发育成熟,语言表达能力差,亲属又缺乏医学知识而被忽视,从而延长颅内压增高的病程。如先天性脑积水患儿,待到头颅相当大时或出现较重的神经精神症状和体征时家属方才带其到专科医院就诊。有脑实质性萎缩的患者(常见于老年人),因脑萎缩导致脑体积缩小,使颅腔容积的代偿空间相对扩大,如有颅内占位性病变或其他原因引起的颅内内容物体积增加时,在相当长的时间内可能不出现明显的颅内压增高的症状和体征,故病程可能相对延长。

2. 病变的生长速度和性质

如急性硬膜外血肿和急性硬膜下血肿,当脑组织中线移位 10 mm 时,颅内压增高可达 6.67 kPa(660 mmH$_2$O);而慢性硬膜下血肿或良性肿瘤,尽管脑组织中线移位超过 20 mm,但颅内压力增高症状可能仍然不明显。这主要是由于颅内压力增高的速度不同,颅腔内空间代偿机制发挥的作用也不同,特别是颅内良性肿瘤,生长缓慢,颅内压增高现象出现较迟,同时脑组织因肿瘤压迫可以缓慢萎缩,增加了颅腔的容积代偿空间,从而使病程延长。又如颅内原发性恶性肿瘤或颅内继发性恶性肿瘤,生长速度都较快,出现颅内压增高症状亦较快,病程相对较短。再如一些破坏性或浸润性病变,病变本身虽有扩张性,但由于它破坏了周围正常脑组织,使颅腔内容物体积的净增量并不显著,因此尽管临床症状发展迅速,却不出现或延迟出现颅内压增高的症状。另外,急性颅脑损伤变化快,多数颅内血肿逐渐增多,而少数血肿通过保守治疗可逐渐吸收,颅内压力即随血肿的增大或消散而增高或自行恢复正常。

3. 病变部位

位于脑室系统、中线部位或后颅窝的病变,由于容易堵塞脑脊液循环通路而影响脑脊液的循环吸收,因此虽然病变体积本身可能不大,但常因发生梗阻性脑积水而使颅内压增高,早期即出现高颅压症状或加重原有的颅内压增高症状。位于颅内大静脉窦附近的病变,由于早期就可压迫静脉窦,阻碍颅内静脉血液的回流或脑脊液的吸收,亦可使颅内压增高的症状早期出现。

4. 颅内病变伴发脑水肿的程度

炎症性颅内病变,如脑脓肿、脑寄生虫病、脑结核瘤、脑霉菌性肉芽肿、弥漫性脑脊膜炎及脑膜炎等,均可伴有明显的脑水肿;恶性脑肿瘤,特别是脑继发性肿瘤,虽然肿瘤本身体积并不大,但是伴发的脑水肿以及肿瘤分泌的激素引起的脑水肿却相当严重,可导致颅内压增高早期出现。

5. 全身情况

严重的系统性疾病,如尿毒症、肝昏迷、各种毒血症、肺部感染、酸碱平衡失调等都可引起继发性脑水肿,致使颅内压增高。如呼吸道不通畅或呼吸抑制造成脑组织缺氧和碳酸增多,可继发脑血管扩张和脑水肿,导致颅内压增高,后者又导致脑血流量减少,呼吸抑制和脑缺氧加剧,进一步加重颅内压增高的程度。如此恶性循环引起颅内压严重增高从而诱发脑疝,脑疝可加重脑脊液和脑血液循环障碍,结果颅内压更高,反过来又促使脑疝更加严重。全身性高热引起血管扩张,脑血流增加,也会加重颅内压增高的程度。

1.2 颅内压检测方法综述

颅内压(ICP)增高是临床常见的综合征,ICP增高可使患者出现意识障碍,严重者出现脑疝,并可在短时间内危及生命。因此,ICP监测是颅脑疾病处理的重要前提。ICP有创检测方法自1960年Lundberg实现了连续的ICP检测以来得到不断发展,对颅内高压性疾病的诊断和治疗具有重要意义。但是由于其技术要求高,并发症(如颅内感染、脑脊液漏、颅内出血等)较多,因此应用范围受到限制,目前只在少数神经外科

ICU 开展。为了扩大 ICP 的应用范围,国内外开始了 ICP 无创检测技术的研究。

1.2.1　颅内压有创检测方法

目前有创性颅内压检测方法主要有以下几种。

1. 脑室内插管法

采用液压传感器进行脑室内插管监测 ICP 是最早使用的方法,与其他方法相比较,其所测数值是当前最精确可靠的,故被视为 ICP "金标准"。该方法是在颅骨顶部一合适位置钻一小孔,将内径为 1 mm 左右、充满生理盐水的导管插入侧脑室,导管外端用三通开关连接液压传感器,还可以连接脑室外引流装置。其优点是操作简单,测压准确,可以直接引流脑脊液,从而降低 ICP,具有诊断和治疗的双重价值。其缺点是容易造成颅内感染,且当 ICP 增高、脑室受压变窄或移位时,脑室穿刺及安插引流管就有困难。Naragan 等人在 4 年间用此方法监测了 207 位病人,其感染率为 6.3%,感染多发生在第 5 天;Rosnen 和 Becker 报道的感染率为 4.7%;其他学者报道的感染率为 6.3% ~ 10.3%。另外,脑室引流的阻塞、移位、脱落或扭曲也容易造成监测失败。

2. 硬脑膜外传感器

监测 ICP 一般采用非液压传感器直接置于硬脑膜外进行 ICP 监测。传感器分为光学和电子两类,光学传感器的颅内部分含有探测镜的气囊,其压力变化的信号经光纤束输入监测仪;电子类传感器可分为应变传感器、电压传感器和电容传感器。使用硬脑膜外传感器检测 ICP 的最大优点是不需要切开硬脑膜,颅内感染率低,故可延长监护时间,而且在监测过程中不受病人活动的影响。但由于与蛛网膜下腔间隔有硬膜,故精确性较差,稳定性也较差。此方法不能引流出脑脊液以降低颅内压,也不能进行压力-容积试验。目前在临床上很少使用。

3. 光纤探头(fiber optic transducer)监测 ICP

这是目前为止性能较为理想的颅内压监测装置,由光导纤维颅内压监护仪、光纤纤维传感器(光纤探头)和记录仪组成。监护时把探头测到的 ICP 转换成差动光信号传递给监护仪,经光电转换,患者的 ICP 信号将被测量到。光纤探头可置于脑室内、脑实质内及硬脑膜下,也可置于硬脑膜外。Zwienenbeng 等通过置于脑室、脑实质内和脑池内的光纤维导管,评价了连续同步监测 ICP 的方法。监测 1 h 后,脑室和脑实质内方法均可产生可靠的 ICP 记录,两者无统计学差异,但脑实质内检测方法可对大脑皮质产生较大损伤。而脑池内监测方法记录的数值明显偏低,可靠性较低。光纤检测 ICP 的优点是操作简单、使用方便,感染率低,监护时间可延长。

4. 腰大池置管检测 ICP

该方法通过腰椎穿刺,将直径约 1 mm 的硅胶管置入腰大池,外接颅内压监护仪,不仅可以持续引流、置换血性脑脊液、减少对脑组织的刺激和脑血管痉挛的发生率,而且对于颅内感染患者,可以通过鞘内注射敏感抗生素提高脑脊液中抗生素的浓度,达到持续监测颅内压、预防脑血管痉挛和治疗颅内感染的双重功效。但腰椎穿刺测量颅内压在严重颅内压增高时被视为禁忌,因为高颅内压时腰椎穿刺容易诱发脑疝。

有创颅内压检测技术的不断发展对颅内压增高相关疾病的诊断和治疗具有重要意义,目前应用最广的仍是液压式脑室测压。但由于其技术要求较高,易引起临床并发症(如颅内继发感染、颅内出血、脑脊液漏、导管堵塞等),其应用范围受到一定限制。目前,多应用于神经外科,脑外伤是最主要的适应证。

1.2.2 颅内压无创检测方法

1. 经颅多普勒法

目前无创性ICP检测技术中报道最多的是经颅多普勒(transcranial Doppler,TCD)法,TCD法通过观察高颅压时的脑血管动力学改变来估计ICP。TCD法检测的优点是能反应血流动态变化,并可观察脑血液自身调节机制是否完善;缺点是测量流速而非流率指标,因此当脑血管活性受多种因素($PaCO_2$、PaO_2、pH、血压及脑血管的自身调节)影响时,ICP和血流速度的关系会发生变化,故用TCD法准确算出ICP有一定困难。

2. 闪光视觉诱发电位法

利用闪光视觉诱发电位(flash visual evoked potential,FVEP)的N_2波潜伏期的变化与ICP的正相关关系,也可以反映颅内压的变化情况,得到颅内压的无创检测值。在国内,重庆医科大学的张丹等对脑出血病人的闪光视觉诱发电位进行检查,发现N_2波与脑出血病人预后明显相关,较重的脑出血病人当中,N_2波潜伏期延长;在国外,相关文献也发现脑积水患儿FVEP的潜伏期延长,认为是颅内压增高使脑灌注压降低所致,这也提供了FVEP应用于颅内压检测的理论基础。目前,研制开发的颅内压无创检测分析仪已经在临床上获得了比较好的应用。

3. 鼓膜移位法

鼓膜移位(tympanic membrane displacement,TMD)法能在一定范围内较精确地反映低颅压,这是TCD、FVEP等方法所不具备的。因此,当高颅压和低颅压引起头痛等症状不易区分时,TMD能较准确区分。但利用TMD监测,受试者必须满足以下条件:① 中耳压力正常;② 镫骨肌反射正常;③ 耳迷路导管开放。因此,脑干和中耳有病变的患者及老年人(耳迷路导管已闭)不能应用此项检查,而且患者不能过度暴露于声音刺激之中,因为它可以引起暂时性音域改变而影响测量值,故TMD法不适用于连续ICP监测。

4. 前囟测压法

前囟测压(anterior fontanel pressure,AFP)法检测ICP适用于新生儿和婴幼儿。但AFP法以压平前囟为测压条件,所以仅适用于突出骨缘的前囟,而且压平外凸的前囟相当于缩小了颅腔容积、增加了ICP,对患儿不利,测得的数值也偏高。

5. 生物电阻抗法

生物电阻抗(bioelectric impedance measuring technology,BIMT)法检简单易行,可进行连续监测且不存在受感染的危险,还可先于病变症候出现之前进行病情预测,但它不能准确地测量ICP的值,因为引起阻抗变化的原因很复杂,而且不同的病人、不同的病情及代偿功能的不同在ICP相同时测出的阻抗值也不大一样。

6. 近红外光谱信号分析法

近年来,近红外光谱(near infrared spectrum, NIRS)信号分析法发展迅速并在临床得到应用。自1977年Jobsis首次将近红外光谱分析法用于无损伤检测脑组织中血液成分变化以来,NIRS法在检测ICP方面进展较快。近红外光谱技术是近年来用于监测局部氧饱和度的无创性新方法。研究表明,NIRS与ICP之间有良好的相关性,用NIRS法获得的检测值可计算ICP,且具有较高的敏感性。

其他还有双颞部声探针(bi-temporal acoustic probes)和电等效电路模型(electrical equivalent circuit model)等技术,但有关这方面的报道比较少。

1.3 颅内压无创检测方法研究的目的和意义

无创ICP检测技术避免了有创检测带来的创伤、感染、脑疝、低颅压以及操作复杂等缺点,方便了临床ICP监护,而且安全,同时也减少了患者的痛苦,不存在引起颅内感染的危险。因此,研究开发新型、准确、方便、动态、廉价的无创ICP检测技术对于临床应用具有重要的意义。

本章参考文献

[1] 韩哲生,曹美鸿,虞佩兰. 颅内压与颅内压增高. 兰州:甘肃科学技术出版社,1993.

[2] 王宪荣. 脑水肿的发病机制. 人民军医,1999, 42(12):704-706.

[3] 张光雯. 脑水肿的病理变化. 人民军医,1999,42(12):702-704.

[4] 滕良珠,赵旭,丁峰,等. 脑膜瘤瘤周脑水肿的影响因素分析与机理探讨. 山东医药,2002,42(8):1-4.

[5] Massager N, Wayenberg J L, Vermeylen D, et al. Anterior fontanelle pressure recording with the Rotterdam transducer: variation of normal parameters with age. Acta Neurochir Suppl (Wien), 1998, 71(2): 53-55.

[6] 秋山久尚. 脑缺血和再灌注障碍、脑水肿. 日本医学介绍,2001, 22(3):109-110.

[7] 吴珊,董位伟,董佑忠. 脑缺血再灌流后白细胞浸润与脑水肿的关系. 贵阳医学院学报,1999,24(2):106-108.

[8] 张卫斌. 颅内血肿清除继发脑水肿原因探讨. 医药论坛杂志,2004,25(4): 41-43.

[9] 王锐,段国升,罗毅,等. 急性脑损伤后继发性脑肿胀和脑水肿发生机制的实验研究. 中国创伤杂志,1998,14(4):200-202.

[10] 蒋昆,孙德麟,郑志超,等. 脑水肿、脑肿胀患者的脑超微结构. 汕头大学医学院学报,2000, 23(1):28-30.

[11] 周青. 无创颅内压监测仪用于颅脑损伤的临床研究. 广州:第一军医大学,2007.

[12] 何亮,杨天明. 颅脑创伤无创监测技术研究进展. 东南大学学报,2008,27(2):134-139.

[13] Wayenberg J L. Non-invasive measurement of intracranial pressure in neonates and infants: experience with the Rotterdam teletransducer. Acta Neurochir Suppl (Wien), 1998, 71(2): 70-73.

[14] 张丹,彭国光,董位伟. 无创颅内压监测技术研究进展. 国外医学 脑血管疾病分册,2003 (4):204-207.

[15] Eide P K. Comparison of simultaneous continuous intracranial pressure (ICP) signals from ICP sensors placed within the brain parenchyma and the epidural space. Medical Engineering & Physics, 2008, 30(1):34-40.

[16] Eide P K. Comparison of simultaneous continuous intracranial pressure (ICP) signals from a Codman and a Camino ICP sensor. Medical Engineering & Physics, 2006, 28(6):542-549.

[17] Schmiedek P, Bauhuf C, Horn P, et al. Controlled drainage of lumbar cerebrospinal fluid for the management of increased intracranial pressure in patients with subarachnoid hemorrhage. International Congress Series, 2002,1247:605-610.

[18] Treib J, Becker S C, Grauer M, et al. Transcranial Doppler monitoring of intracranial pressure therapy with mannitol, sorbitol and glycerol in patients with acute stroke. Eur Neurol, 1998, 40(4):212-219.

[19] 姚伟,梅亚平,丁光宏. 颅内压与脑血管动力学参数关系研究. 力学季刊, 2000, 21(3): 380-386.

[20] Aaslid R, Markwalder T M, Nornes H. Noninvasive transcranial Doppler ultrasound recording of flow velocity in basal cerebral arteries. J Neurosurgery, 1982, 57:769-774.

[21] Fukushima U, Miyashita K, Okano S, et al. Evaluation of intracranial pressure by transcranial Doppler ultrasonography in dogs with intracranial hypertension. J Vet Med Sci, 2000, 62(3): 353-355.

[22] 朱建新,李刚,邓林,等. TCD参数与重型颅脑损伤患者颅内压及脑灌注压的相关性研究. 山东大学学报(医学版),2006,44(10):1045-1047.

[23] 安红伟,王群,陆兵勋,等. 经颅多普勒对颅内压和脑灌注压的预测价值. 郑州大学学报, 2007,42(2):350-352.

[24] 付红梅,杨德本,许可,等. 闪光视觉诱发电位对颅内压变化的评估作用. 中国临床康复, 2004,8(25),5272-5273.

[25] York D H, Pulliam M W, Rosenfeld J G, et al. Relationship between visual evoked potentials and intracranial pressure. Neurosurgery, 1981, 55(6):909-916.

[26] York D, Legan M, Benner S, et al. Further studies with a noninvasive method of intracranial pressure estimation. Neurosurgery, 1984, 14(4):456-461.

[27] 陶胜忠,苏芳忠. 鼓膜移位与颅内压增高. 河南外科学杂志,1999, 5(4):353-355.

[28] 王庆红,刘玲,杨于嘉. 新生儿前囟压 24 h 动态监测及临床意义. 临床儿科杂志,2004,22(11):730-731.

[29] 季忠,丁志宇,王巧兰. 生物电阻抗法颅内压无创检测仪的研制. 重庆大学学报,2008,31(5):520-524.

[30] Jae G K, Xia M N, Liu H L. Extinction coefficients of hemoglobin for near-infrared spectroscopy of tissue. IEEE Engineering in Medicine and Biology Magazine, 2005,4(3): 118-121.

[31] Kurth C D, Steven J M, Nicolson S C. Cerebral oxygenation during cardiopulmonary bypass in children. Anesthesiology, 1995,82:74-82.

[32] Rostrup E, Law I, Pott F, et al. Cerebral hemodynamics measured with simultaneous PET and near-infrared spectroscopy in humans. Brain Res, 2002,954: 183-193.

[33] Masako O, Haruka D, Koji S, et al. Multimodal assessment of cortical activation during apple peeling by NIRS and fMRI. Neuro Image, 2004, 21: 1275-1288.

[34] Nikolaus P, Christiane P, Markus R, et al. Measurement of absolute values of hemoglobin oxygenation in the brain of small rodents by near infrared reflection electrophotometry. J Neurosci Methods, 2002,114:107-117.

[35] Mcleod A D, Igielman F, Elwell C, et al. Measuring cerebral oxygenation during normobaric hyperoxia: a comparison of tissue microprobes, near-infrared spectro-scopy, and jugular venous oximetry in head injury. Anesth Analg, 2003, 97: 851-856.

[36] Brawanski A, Faltermeier R, Rothoerl R F, et al. Comparsion of near-infrared spectroscopy and tissue PO_2 time series in patients after severe head injury and aneurismal subarachnoid hemorrhage. J Cereb Blood Flow Metabol, 2002, 22:605-611.

第2章 基于闪光视觉诱发电位的颅内压无创检测方法

2.1 闪光视觉诱发电位的电生理基础

诱发电位是在特定条件的刺激下,来自神经组织的电活动的综合表现。神经系统的结构单元是神经细胞(或称神经元),因此为了进一步分析诱发电位电生理过程,应该对具有刺激和传递兴奋作用的神经细胞作进一步论述。

2.1.1 神经元和突触

神经元即神经细胞,是神经系统的基本结构单位和机能单位,其形态多样,大小不同,结构基本相似,可分为胞体及突起两部分。

胞体除具有与一般细胞相似的细胞核和细胞质外,还具有神经元特有的结构,如神经元丝及尼氏小体。

从胞体上伸出若干突起,按其形态与机能分为轴突和树突两种。每一个神经元只有一条轴突,其长短因神经元而异,短者仅数十微米,长者可达 1 m 以上。轴突可发出侧支与其他神经元接触,其末端形成神经末梢。轴突的机能是把神经冲动从胞体传出,传给另一个神经元或者效应器。一个神经元一般有多个树突,树突短而分支多,从胞体发出,形如树枝状。树突和胞体是接受冲动的主要部位,而轴突则把冲动从胞体传出。

神经纤维由神经元的轴突和包在它外面的髓鞘、神经膜组成,可分为有髓鞘纤维和无髓鞘纤维。髓鞘纤维由轴突、髓鞘和神经膜组成。轴突位于神经纤维的中心,髓鞘由髓磷脂组成,包绕于轴突之外,并每隔 1.5~3 mm 有一个郎飞氏结。髓鞘有绝缘作用,能防止神经冲动从一个轴突扩散到邻近轴突。神经膜位于髓鞘之外,由神经膜细胞组成,对神经有防护和营养作用。

神经系统内集中了数量非常多的神经元,每一个神经元并不是孤立存在的,而是与其他神经元相联系共同完成功能活动。一个神经元与另一个神经元相联系的接触点称为突触。它由前一神经元的轴突末端分成许多小支,每个小支的末端膨大成球状或纽扣状的结构,称为突触小体,其附着在另一神经元的细胞体、树突或轴突上。在电子显微镜下可见到互相连接的两个神经元之间的突触处各自有突触前膜(轴突膜)和突触后膜(树突或胞体膜)相隔,两膜间有突触间隙。在突触小体内含有较多的线粒体和大量的小泡,后者叫突触小泡。

因为树突和细胞体经常接受其他神经细胞的刺激,且不易排除,有碍精细研究,所以神经电活动的研究往往以神经纤维作为对象。一切活组织在兴奋过程中都有电位变化,称为生物电。神经细胞的电活动是生物电的一种,其常见的脉冲式的电反应称为"冲动"。神经细胞的结构示意图如图2.1所示。

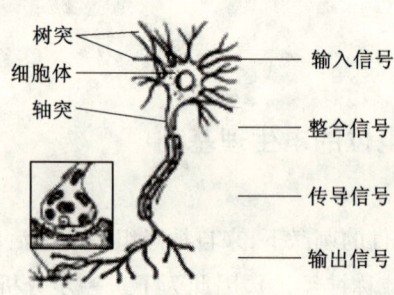

图2.1 神经细胞的结构示意图

2.1.2 视觉诱发电位的临床解剖生理基础

大脑皮层是中枢神经系统中发育最复杂和最完善的部位,是运动、感觉的最高中枢,也是人类语言、意识思维的物质基础,大脑皮层诱发电位是视觉、听觉和躯体感觉器官受到刺激后,到达大脑皮层,激活各自相应感觉系统的神经元而产生的。用一定刺激产生的神经冲动,沿着特定的感觉传导通路传递到大脑皮层,引起神经细胞及树突的膜电位变化,这种膜的去极化过程发生在神经元的突触后,它可以是兴奋性突触后电位(excitatory postsynaptic potential, EPSP)或是抑制性突触后电位(inhibitory postsynaptic potential, IPSP),二者在时间和空间上组合形成诱发电位。神经元突触后膜的去极化过程发生在树突、胞体,因为树突的表面积比胞体或轴突的面积大得多,所以构成诱发电位的突触后电位 PSP 大多数来自树突或树突胞体。因此,诱发电位(图2.2)具有三个显著特性:

① 刺激信号与诱发电位之间存在较固定的时间关系,即有一定的潜伏期。

② 刺激特定的感觉系统所产生的诱发电位具有特定的模式,在同一条件下可以再现。

③ 诱发电位在空间上以相应皮层投射区为出现的中心,并经该区向其他区传播,是一个有一定规律,具有潜伏期、极性、波幅、时程等物理特性的特定脑电图形。

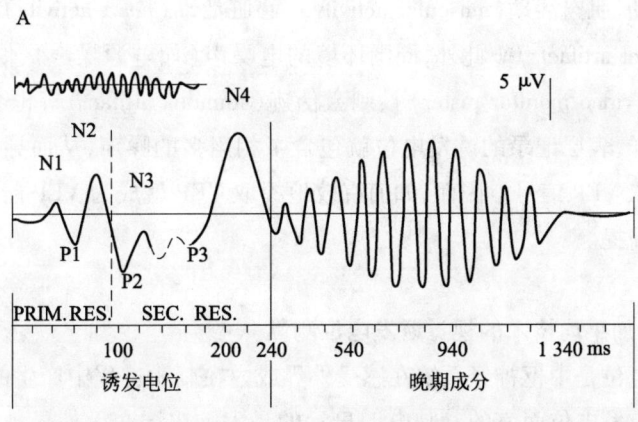

图2.2 视觉诱发电位的典型波形

2.1.3 颅内压增高对视觉诱发电位影响的临床表现

闪光视觉诱发电位(FVEP)是目前临床理论研究最早、最完善的一种皮层诱发电位,它是由弥散的非模式的光刺激后所引起的大脑皮层(枕叶)的电位变化。FVEP反映了从视网膜到枕叶皮层视通路的完整性。视觉通路位于大脑底部,行程较长,颅内压增高对脑干产生机械压迫,脑干血管受压变形,脑血液循环发生障碍,神经元及神经纤维缺血、缺氧,脑组织代谢出现障碍,神经元电信号传导阻滞,FVEP波峰潜伏期延长,波幅下降,波宽加大,当脑疝形成时则上述改变更加明显。因而,可以建立FVEP与ICP之间的回归方程,通过检测FVEP来间接获得ICP的值,从而实现颅内压的无创检测。文献[4]~[9]讨论了闪光视觉诱发电位与颅内压的对应关系:文献[4]研究了有严重脑外伤的脑积水病人的颅内压与闪光视觉诱发电位之间的对应关系,得出了FVEP的N_2波潜伏期的延长与颅内压的增高成正相关的关系;文献[5]在文献[4]的基础上,进一步得出对于脑水肿和脑积水病人在颅内压大于200 mmH$_2$O时,特别是当颅内压大于300 mmH$_2$O时,颅内压与FVEP的N_2波的潜伏期成较好的线性关系;文献[6]也讨论了FVEP的P100用于脑水肿引起的颅内压增高的检测的可能性;文献[7]讨论了新生儿的脑水肿与视觉诱发电位的相关关系。文献[10]研究了不同颅内压时闪光视觉诱发电位和有创颅内压检测的相关性和一致性,对138例颅内高压患者用FVEP与腰椎穿刺测压或脑硬膜外测压法同时检测,发现FVEP的N_2波潜伏期与颅内压增高呈线性相关。

2.2 视觉诱发电位测量方法

视觉诱发电位(visual evoked potential,VEP)检测信号中包含了来自被测对象的许多神经元活动、肌肉活动(muscular activity)、心脏活动(heart activity)和眼球运动伪迹(eye-movement artifacts)。此外,周围环境的电噪声(如电源噪声)、仪器噪声[如视频监视器光栅(video monitor raster)]、刺激伪迹(stimulus artifact)等也会对VEP信号形成干扰。这样,表层记录的诱发电位就包含了相当多的噪声,从而导致必须在很低的信噪比下提取VEP信号。因而,如何有效地提取VEP就成为VEP能否在临床上获得广泛应用的前提。

2.2.1 基于叠加平均技术的视觉诱发电位测量

视觉诱发电位是中枢神经系统在感受外界或内在刺激过程中产生的生物电活动,是相对于脑的自发电位而言的。脑电图显示的是大脑皮层在无外界刺激时产生的电活动,它的特点具有节律性和连续性;而视觉诱发电位是中枢神经系统在接受特定刺激条件下产生的生物电活动。

把信号从噪声中分离出来的方法很多,但需借助特殊的技术,现今最为广泛使用的方法是叠加技术和平均技术。目前,常用的提取视觉诱发电位的方法是叠加平均技术。"叠加"和"平均"这两个术语都常用来指从脑电图中检出脑诱发电位的方法,其本质是在反复给予同样的刺激过程中,使与刺激有固定时间关系的电位活动相对地逐渐增大,而与刺激无固定时间关系的背景电活动在多次刺激过程中相互抵消,逐渐变小,使脑诱发电位从背景活动中显现出来。一般来说,"叠加"似比"平均"确切些,不过在大多数情况下,"叠加"和"平均"两词没有重要的差异。

可以将诱发反应作为要提取的信号,自发脑电活动作为随机噪声,利用平均技术其信噪比的改变程度与叠加次数的平方根成正比,叠加次数越多,信号就越清晰。但在实际研究条件下,叠加次数过多,时间过长,会引起被试者的疲劳而影响临床检测或试验的结果。这里还要指出的是,任何借增加叠加次数来弥补仪器或技术上不足的做法都是错误的。因此,选择适当的叠加次数,使诱发电位信号能从自发脑电噪声背景中清楚地分离出来,而又不至于引起被试者或病患的过度疲劳,是进行基于闪光视觉诱发电位的颅内压无创检测时必须考虑的一个因素。

在叠加技术处理过程中,信噪比的改善程度和刺激次数呈平方根的比率关系,这本身就限制了叠加技术在更大程度上降低噪声和提取脑诱发电位信号的能力。在进行叠加处理开始时,噪声衰减最大,愈往后其衰减愈不明显,并且也愈需要更多的刺激数(或扫描数)。而事实上,临床受试者多为病患,不能接受过多的刺激,如果持续平均处理次数过多,易引起各种爆发性伪迹。这种爆发性伪迹难以用叠加平均技术消减,从而降低了最终所得视觉诱发电位的信噪比。

上述表明,叠加平均技术虽然被广泛应用于诱发电位的临床实践中,但该方法抑制背景噪声的能力却是有限的。另外,利用该方法忽略了单次诱发电位之间的变异,因此VEP的单次或少次提取成为人们关注的研究目标。国外自20世纪70年代起开始诱发电位单次提取方法的研究,几乎每一种新的信号处理方法出现后,都被应用于这一领域。近年来发展起来的小波去噪技术、独立分量分析方法、神经网络以及自适应滤波器等,为视觉诱发电位的提取提供了多种可供选择的方案,但是由于视觉诱发电位提取中的实际情况,这些方法也存在一定的局限性。

2.2.2 基于谱分析的视觉诱发电位测量

20世纪70年代和80年代间采用较多的方法是以各种滤波法结合自发脑电(EEG)的AR或ARMA模型,然后通过滤波等手段提取诱发电位信号。文献[23]、[24]介绍了"AR模型"、"ARMA模型"、"Prony扩展谐波分解法"等在各类生物医学信号处理中的应用,涉及自发脑电、诱发脑电、心电及心律变异、胃电、肌电等,处理的目的是为了更好地提取信号相应的特征,并由此判断与这些信号相关联的器官或组织的正常与异常,从而实现临床上的有效应用。文献[25]采集了正常人的视觉诱发电位(VEP)与听觉诱发电位(AEP)信号,然后用一带宽为 0.1 ~30 Hz 的带通滤波器加以预处理,采样率为128 Hz,采用了10阶Prony谐波分解。

目前,高阶累量已经在非生物医学信号处理领域中得到了广泛的应用。近年来,高阶累量与高阶累量谱在生物医学信号中的应用也逐渐增多。文献[26]报道了将累量谱用于VEP的情况,其工作实质是研究在累量谱域上对于VEP信号的检测问题。

在没有或缺乏信号统计知识的情况下,可以采用自适应滤波的方法,或者在对信号和噪声的相关函数和功率谱作出估计后,采用后验维纳滤波方法。自适应滤波可以根据对信号估计的误差按一定的要求,通过一定的算法自动逐步调节滤波器系数,使处理结果逐步趋于最优,且计算量少、速度快,因而既有利于实时处理,又可跟踪信号统计特性随时间而变化的情况,因而自20世纪80年代中后期开始应用于诱发电位的提取,并随着实践不断发展。

2.2.3 基于人工神经网络的视觉诱发电位测量

文献[28]利用神经网络非线性自回归滑动平均(non-linear auto regressive moving average, NARMA)模型,使用梯度径向基函数(gradient radial basis function, GRBF)等实现从自发EEG中有效提取VEP。文献[29]利用正规化径向基函数神经网络来实时提取单次VEP的幅值和潜伏期,利用该方法可显著降低噪声并能很好地识别不同次VEP之间的差异。文献[30]提出了一种自适应信号处理与神经网络相结合的方法,这种方法采用径向基神经网络(radial basis function neural network, RBFNN),用有限数量的中心沿时间均匀分布的径向基函数(radial basis function, RBF)对诱发电位EP建模,它的结构框图如图2.3所示。

如图2.3所示RBFNN是个多层前馈神经网络,由源节点输入层、非线性隐层和调节权重的输出层组成。在这种方法中,假设信号满足加法模型,即

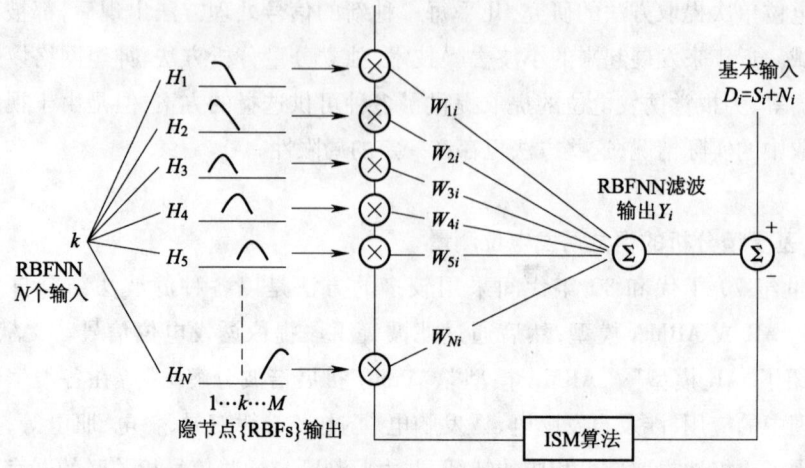

图 2.3　EP 自适应高斯 RBFNN 估计结构框图

$$D_i = S_i + N_i \tag{2-1}$$

每次 EP 试验记录采样 M 个数据点，第 i 次试验记录中的实际测量数据为

$$D_i = [d_i(1), d_i(2), \cdots, d_i(k), \cdots d_i(M)]^T \tag{2-2}$$

它作为输出层的一个输入。

EP 信号为

$$S_i = [s_i(1), s_i(2), \cdots, s_i(k), \cdots, s_i(M)]^T \tag{2-3}$$

背景噪声为

$$N_i = [n_i(1), n_i(2), \cdots, n_i(k), \cdots, n_i(M)]^T \tag{2-4}$$

式中，i——试验序列号；

k——时间序列号，并作为神经网络的输入，对应刺激发出时间为 $k=1$。

隐层有 N 个节点，用一系列 RBF 作为各节点的非线性激励函数，一次试验中第 j 个隐层节点的输出为

$$H_j = [h_j(1), h_j(2), \cdots, h_j(k), \cdots h_j(M)] \quad (1 \leq j \leq N) \tag{2-5}$$

式中，$h_j(k)$ 为高斯径向基函数（Gaussian RBF）：

$$h_j(k) = e^{-\frac{(k-C_j)^2}{\delta_j}} \tag{2-6}$$

式中，C_j、δ_j——RBF 的中心和宽度。

设 EP 信号可以用这些径向基函数 RBF 的加权组合来表示，即网络输出 $Y_i = H^T W$ 应当近似于 EP 信号 S_i，估计 EP 信号就是要调节 $W_i = [w_{i,1}, w_{i,2}, \cdots, w_{i,j}, \cdots, w_{i,N}]^T$，使 Y_i 尽可能地逼近诱发响应信号 S_i。

在这里采用 LMS 算法，对每次重复试验的权重进行自适应调整，使 RBFNN 估计结果 Y_i 与原始输入信号 D_i 之间误差的方差最小，因此输出层是一个自适应过程，隐层各节点的输出可认为是传统自适应滤波的输入。选择好输出层的权重后，也就得到

了 EP 的估计结果 $Y_i = H^T W_i$。

使用 EP 模型时,假设 EP 具有线性特性,而 RBFNN 是个非线性处理过程,能够迎合 EP 的非线性特性,但它又有参数线性的优势,用传统的自适应方法就能有效地估计它的各个参数,因此在计算复杂性和非线性处理能力两个方面取得了平衡。仿真结果表明,用足够数量的径向基函数就能很好地建立 EP 信号的模型,但同时也应注意到,如果隐层节点数增加,噪声成分对权重向量的收敛性干扰也增大,这是单次试验中噪声和径向基函数之间相关性增加的结果,这样就降低了滤波器的总体性能。仿真结论和数值上的证明都表明,网络结构大小的选择需要在估计误差和收敛速度之间作出某种折中。

将算法用于人体视觉诱发电位和脑干听觉诱发电位(brainstem auditory evoked potential,BAEP)估计的结果表明,由于自适应过程中也会引入噪声,将滤波输出进行平均能够进一步提高估计信号的信噪比,与叠加平均方法相比,这种方法在得到较好的 VEP 和 BAEP 估计结果的同时,能显著地减少估计所需要的刺激次数,从而提高估计速度。在 VEP 的检测试验中,取 0.000 5 的收敛率,只需 10 次就能突出 P100 特征波;在 BAEP 的检测试验中,用含 40 个隐层节点的 RBFNN,收敛率取 0.005,则只需 50 次试验就能突显出具有临床价值的特征波,用 80 个样本就能获得与 1 000 次叠加平均相当的结果。同时,如果权重系数收敛的话,它还可跟踪各次试验间信号的变化。

通常自适应滤波需要用平均 EP 信号作为参考信号,自适应滤波的性能基本上依赖于参考信号,取决于参考信号和 EP 的相关程度。但有些情况下并不能先验地确定信号的形状,这种方法的一个优点在于不需要参考信号,只需假设信号形状。因此这种方法更适于估计 EP 信号和不能先验得知的瞬态变化。RBFNN 还能跟踪峰值潜伏期和幅度的局部变化,仅仅只需调整相应的权重,而很多自适应滤波方法则需要调整所有的权重系数。试验表明,RBFNN 有很好的非线性建模能力,不失为 EP 估计的一种较简单而有效的方法。

2.2.4　基于小波变换的视觉诱发电位测量

小波分析相当于一个数学显微镜,具有放大、缩小和平移的功能,与短时傅里叶变换等时频分析方法不同,小波变换是一种可变窗口大小的变换方法,在高频时使用短窗口,提高频率分辨率;在低频时使用宽窗口,提高时间分辨率,实现了多分辨率分析的思想。由于小波变换的这种在时域和频域表征信号局部特征的能力和多尺度、多分辨率的特点,可以方便地构建时频数字滤波器,有利于瞬态信号的检测。小波变换在 VEP 提取中的应用已见诸于各文献中。文献[32]考虑 VEP 信号的微弱性,且常常淹没于常规自发脑电图中的特点,而使用了小波分解算法来识别和检测非常微弱的 VEP 信号,通过比较应用不同的 dbN 小波检测 VEP 的相关性来选择最佳小波基,从而降低了 VEP 检测过程中小波基选择的随意性。通过在少次叠加平均基础上进一步应用多分辨率小波分析方法可以很好地识别和估计 VEP 信号的潜伏期。文献[33]也利用数据序列分解与重构的 Mallat 快速算法导出了可用于 VEP 信号提取的小波去噪算法,并在临床上进行了应用验证。此外,文献[34]~[40]报道了小波变换方法及小波变换与其他方法结合来有效提取 VEP 等微弱信号的应用。

2.2.5 基于独立分量分析方法的视觉诱发电位测量

独立分量分析(independent component analysis,ICA)是近年来由盲信源分解技术发展起来的多道信号处理方法,其基本含义是将多道观察信号按照统计独立的原则通过优化算法分解为若干独立成分,从而帮助实现信号的增强和分析。实际上,从多个传感器的测量信号中恢复出混合的源信号是一个虽然古老但却非常困难的问题。近几年来,通过 ICA 来实现盲信源分解逐渐成为信号处理中的一个热点问题,其在语音识别、通信、医学信号处理等领域尤其受到关注。Comon 于 1994 年比较系统地阐述了 ICA 的概念并基于累积量(高阶统计量)直接构造了代价函数。Bell 和 Sejnowski 于 1995 年从信息论的角度重新阐述了盲信源分离问题,并进一步提出神经网络输出信号差熵的最大化就意味着输入与输出之间的互信息的最大化,同时他们提出了随机梯度下降的学习算法来实现差熵的最大化,通常被称为最大熵 ICA 算法(Infomax ICA)。此后,T. W. Lee 等人于 1997 年扩展了 Bell 和 Sejnowski 的工作,发展成为扩展 ICA 算法,该算法同时适用于超高斯和亚高斯信号的情况。目前应用比较成功的主要是这一类基于神经网络自适应学习的 ICA 算法。另外,也有从最大似然估计(maximum likelihood estimate,MLE)、投影追赶法(exploratory projection pursuit,EPP)、非线性 PCA 等思路发展来的 ICA 算法。更为深入的研究表明,这些思路和算法之间大多存在着本质上的相似性甚至一致性。

文献[48]提出了一种基于独立分量分析的在少次叠加基础上提取视觉诱发响应的方法,但其讨论仅集中在波形概貌与 P100 潜伏期的定量上,与本章的研究内容有差异,但其思路仍给本章一个较好的启示。文献[49]利用 ICA 和功率谱(PSD)相结合的分析方法对用固定频率刺激源引出的视觉诱发电位进行了提取。文献[50]利用盲源分离的在线信息最大化算法,基于单次样本的观察来实时提取 VEP 信号。

虽然 ICA 已经在生物医学信号的处理中获得了较为广泛的应用,但其应用于 VEP 信号的提取受不同的应用环境、ICA 应用条件和不同算法的影响,其结果的正确性、算法的有效性和实时性还需要进行进一步的深入研究。

2.2.6 基于滤波法的视觉诱发电位测量

对神经系统某一特定部位给予适当刺激,在中枢神经系统相应部位可检测出与刺激有锁定关系的电位变化,即为诱发电位。由于视觉诱发电位信号是存在于大量的自发脑电信号中的,而视觉诱发电位信号的幅值要比脑电信号的幅值小,因而在单次提取中往往淹没在自发脑电信号中而无法提取。前面已经述及,目前对于诱发电位信号的提取,在临床上用得最多的还是叠加平均的方法,但由于视觉诱发电位信号实际上是一种时变信号,因而为了获得更真实的视觉诱发电位信号,已经有越来越多的文献采用时变滤波检测技术来提取诱发电位信号。

文献[51]提出了一种基于时间序列自适应滤波技术的 EP 检测方法,通过将许多记录数据按相应的时间段分成时间序列数据集,同时考虑 EP 信号在一极短的时间内是平稳的,从而设计出一个自适应信号增强滤波器组,使得每个滤波器针对相应的时间段的数据集进行自适应处理,从而得到整体跟踪 EP 变化的目的。

文献[52]利用小波变换将维纳滤波推广至时频域,提出"时变滤波器",应用于脑干听觉诱发电位的滤波处理。

文献[53]利用了多种数字信号处理方法来实现时变脑诱发电位信号的单次提取。首先利用小波变换法提高淹没在自发脑电信号中的脑诱发电位的信噪比,作为自适应滤波器的原始输入,按相关系数最大值处对齐后取平均作为自适应滤波器的参考输入,自适应滤波后再进行后处理,通过多重处理后,实现时变脑诱发电位的单次提取。

文献[54]考虑自适应算法中噪声参考输入中包含的信号分量造成了输出信号的衰减和畸变,使得诱发电位提取的效果较差,因此对原算法进行了改进,从而在减少刺激次数的情况下,可以提高提取诱发电位的效率。

文献[55]~[63]讨论了不同的滤波方法应用于诱发电位信号提取的可行性和有效性,并通过仿真实验和临床数据来验证这些方法的有效性。但所有这些方法的实时性、临床实用性还有待进一步的验证。

以上介绍了诱发电位信号提取的不同方法,另外如奇异值分解、主分量分析、空间滤波等空间分析方法也被用于诱发电位的提取。可以看出,诱发电位信号的提取方法是伴随信号处理方法的发展而发展的,现代信号处理方法的每一次进步无一例外地都被应用到了诱发电位信号的提取中,包括线性和非线性的处理方法。这些方法的应用丰富了诱发电位等微弱信号的提取手段,使得临床提取的特征参数更加丰富,因而在临床应用上将会获得更有意义的价值。但是由于生物医学信号,特别是微弱生物医学信号的特殊性,在进行信号处理方法应用时需做出一些假设(如假设信号是线性的、平稳的等),这样必然会损失一部分信号中所包含的信息而不能真正全面地反映这些信号的特征,因而降低了临床使用价值。同时有很多的文献对信号处理方法的应用是限于算法的,没有考虑或者说没有充分考虑该方法应用于临床的可行性、实时性和有效性,因而仅止于理论上的探讨。

本章在现有理论和已有文献的基础上,通过对其中一些比较有效的方法做进一步的探讨,改进其算法,同时考虑临床应用特点,提高其应用于临床的可行性和有效性。

2.2.7　闪光视觉诱发电位信号少次提取方法的实现

视觉诱发电位(VEP)是指由于外部视觉刺激而在视觉通路上产生的、可以在头皮枕骨处测量的电活动。闪光视觉诱发电位(FVEP)是指使用脉冲式光闪烁刺激所获得的经视觉通路及颅内神经传导的诱发电位。已经证明,视觉诱发电位在神经生理学和临床疾病诊断等方面具有重要的临床应用价值。利用 FVEP 的 N_2 波潜伏期与颅内压力的高正相关性,通过检测 FVEP 信号的 N_2 波潜伏期的时长而实现颅内压的无创检测与分析即是 FVEP 临床应用的一个很好的实例。

目前临床上 FVEP 信号的提取主要是通过叠加平均的方法获得的,通过增加重复刺激的次数来提高信噪比。正如前面指出的叠加的效果是与叠加次数 M 的平方根 $\sqrt{M}$ 成正比的,所以当叠加次数达到一定值后,再增加叠加次数对 FVEP 信号提取效果的改善已很不明显。而且叠加平均的方法忽略了每次刺激之间 FVEP 的变异,反复刺激也会引起神经系统疲劳,从而直接影响了诱发响应的波形。因此,FVEP 信号的单次或少次提取成为人们关注的重点。

本书主要介绍基于独立分量分析和小波变换的闪光视觉诱发电位信号少次提取的方法。

1. 独立分量分析

(1) 独立分量分析(ICA)模型

1) 独立分量分析的定义

为了严格定义 ICA,可以使用一种统计"隐含变量"模型,假设观测到 n 个独立分量的 n 个线性混合 $x_1, x_2, \cdots, x_n$,

$$x_j = a_{j1}s_1 + a_{j2}s_2 + \cdots + a_{jn}s_n \text{(适用于所有的 } j\text{)} \quad (2-7)$$

不考虑时间 t,在 ICA 模型中,假设每一个独立分量 s_k 及其每一个混合 x_j 是一个随机变量,而不管时间上的顺序。观测变量 $x_j(t)$ 是该随机变量的采样信号。不失一般性,可以假设混合变量和独立分量都具有零均值。如果这个假设不成立,则总是可以通过减去采样均值而使观测变量 x_j 居中,从而使得模型具有零均值。

用向量矩阵的表示形式代替式(2-7)中和的表示形式更加方便。用 X 表示随机向量,它的元素是 n 个观测混合变量 $x_1, x_2, \cdots, x_n$;同样地,用 s 表示随机向量,其元素为 n 个源变量 $s_1, s_2, \cdots, s_n$。用 A 表示矩阵,其元素为 a_{ij}。设所有向量都为列向量(column vector),则 X^T(即 X 的转置)是一个行向量。使用向量-矩阵表示,混合模型(2-7)可写成

$$X = As \quad (2-8)$$

有时需要用矩阵 A 的列,用 a_j 表示它们,则该模型可写成

$$x_j = \sum_{i=1}^{n} a_{ji}s_i \quad (2-9)$$

称式(2-8)所表示的统计模型为独立分量分析或 ICA 模型。这个 ICA 模型是一个一般模型,意味着它描述的是观测数据是怎样通过混合分量 s_i 而生成的。独立分量是隐含变量,即它们不能被直接观测到。混合矩阵也假设为未知的,所能观测到的只

有随机向量 X,必须用它来估计 A 和 s。

ICA 的出发点基于非常简单的假设,即分量 s_i 是统计独立的(统计独立将在后面的内容中被严格定义),同时也必须假设独立分量必须具有非高斯分布。但是,在这个基本模型中,假设这些分布是未知的(假如它们是已知的,问题就相当简单了),在估计出矩阵 A 后,就可以计算它的逆,假定为 W,从而可以简单地得到独立分量:

$$s = WX \qquad (2-10)$$

ICA 与盲源分离(BSS)或盲信号分离方法密切相关。这里的"源"表示原始信号,即独立分量。"盲"意味着我们对之知之甚少。

在许多应用中,更现实的做法是假设在测量中混有噪声,这意味着要在 ICA 模型中加入噪声项。为了简化问题,忽略了所有的噪声项,因为无噪声模型本身的估计就已经相当困难了,而且对于许多应用而言似乎已经足够了。

2) ICA 的不确定性

在式(2-8)所表示的 ICA 模型中,可容易看出下面的不确定性:

① 不能确定独立分量的变化

原因在于 s 和 A 都是未知的。由于它们是随机变量,最自然的做法是假设它们具有单位方差,即 $E\{s_i^2\}=1$,则矩阵 A 将被应用在 ICA 解决方法中以考虑这种约束。需要注意的是,这仍然存在符号的不确定性,不能用 -1 乘以一个独立分量而不影响该模型。幸运的是,对于大多数应用而言,这种不确定性是可以忽略的。

② 不能确定独立分量的顺序

原因在于 s 和 A 都是未知的,并且可以任意改变式(2-9)中各项的顺序,然后调用任意一个独立分量作为第一个。形式上,在该模型中,置换矩阵(permutation matrix) P 及其逆矩阵可以替换为 $X = AP^{-1}Ps$。Ps 的元素是原始独立变量 s_j,但是具有另外不同的顺序。矩阵 AP^{-1} 是一个新的未知混合矩阵,可以通过 ICA 算法来解出。

3) ICA 说明

为了说明统计项中 ICA 模型,考虑两个具有以下统一分布(uniform distribution)的独立分量

$$p(s_i) = \begin{cases} \dfrac{1}{2\sqrt{3}} & |s_i| \leq \sqrt{3} \\ 0 & \text{其他} \end{cases} \qquad (2-11)$$

选择这个统一分布的值的范围使得均值为零、方差为 1。s_1 和 s_2 的联合密度(joint density)则被统一于一个方阵(square matrix)。这是从两个独立变量的联合密度的基本定义得出的,即为它们的边缘密度(marginal density)的乘积(必须简化该乘积的计算,见式 2-14)。图 2.4 通过从该分布中随机画出数据点来说明联合密度。

现在来混合这两个独立分量。采用下面的混合矩阵

$$A_0 = \begin{pmatrix} 2 & 3 \\ 2 & 1 \end{pmatrix} \quad (2-12)$$

它给出了两个混合变量：x_1 和 x_2。很容易计算出该混合变量具有平行四边形的统一分布，如图 2.5 所示。注意随机变量 x_1 和 x_2 不再是独立的（一种简单的方法是判断是否可以从其中一个的值中预知另一个的值）。显然如果 x_1 获得了其最大或最小值，则可以完全确定 x_2 的值，所以它们不是独立的。对变量 s_1 和 s_2 情况有所不同：从图 2.4 可以看出，知道 s_1 的值无助于预知 s_2 的值。

估计 ICA 数据模型的问题现在变成了仅仅利用包含在混合项 x_1 和 x_2 中的信息来估计混合矩阵 A_0。实际上，从图 2.5 可以看到估计 A 的一种直观的方法：平行四边形的边在 A 的列的方向。这意味着原则上可以通过首先估计 x_1 和 x_2 的联合密度估计出 ICA 模型，然后定位它的边。所以，该问题似乎有了一个解决方法。

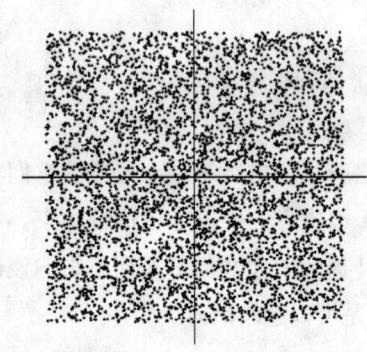

图 2.4 独立分量 s_1 和 s_2 的联合分布　　图 2.5 观测混合变量 x_1 和 x_2 的联合分布

但是，事实上这可能是一种非常差的方法，因为它仅对具有精确统一分布的变量才有效，而且它的计算相当复杂。我们需要的是一种对于独立分量的任意分布都有效的方法，并且工作快而稳定。

在建立 ICA 模型估计方法之前，必须来了解一下独立的准确定义。

4）独立的定义和基本属性

为了定义独立的概念，引出两个随机变量 y_1 和 y_2。如果有关 y_1 值的信息不会给出 y_2 值的任意信息，则变量 y_1 和 y_2 可以认为是独立的。这是对应于变量 s_1 和 s_2 的情况，而不是混合变量 x_1 和 x_2 的情况。

从原理上看，独立可以通过概率密度来定义。用 $p(y_1, y_2)$ 来表示 y_1 和 y_2 的联合概率密度函数（probability density function，pdf）。进一步用 $p_1(y_1)$ 来表示 y_1 的边缘联合概率密度函数，即当它被单独考虑时，y_1 的联合概率密度函数为

$$p_1(y_1) = \int p(y_1, y_2) \mathrm{d} y_2 \quad (2-13)$$

对 y_2 来说是相似的。当且仅当联合概率密度函数可以分解为如下形式时，定义

y_1 和 y_2 是独立的

$$p(y_1,y_2) = p_1(y_1)p_2(y_2) \tag{2-14}$$

这个定义可以很自然地扩展到任意 n 个随机变量,其联合密度必须是 n 项的乘积。

该定义可以用来派生出独立随机变量的一个最重要的属性。给定两个函数 h_1 和 h_2,总有

$$E\{h_1(y_1)h_2(y_2)\} = E\{h_1(y_1)\}E\{h_2(y_2)\} \tag{2-15}$$

证明如下:

$$\begin{aligned} E\{h_1(y_1)h_2(y_2)\} &= \iint h_1(y_1)h_2(y_2)p(y_1,y_2)\mathrm{d}y_1\mathrm{d}y_2 \\ &= \iint h_1(y_1)p_1(y_1)h_2(y_2)p_2(y_2)\mathrm{d}y_1\mathrm{d}y_2 \\ &= \int h_1(y_1)p_1(y_1)\mathrm{d}y_1 \int h_2(y_2)p_2(y_2)\mathrm{d}y_2 \\ &= E\{h_1(y_1)\}E\{h_2(y_2)\} \end{aligned} \tag{2-16}$$

① 仅部分独立的无关联变量

独立的一种比较弱的表述形式是无关联性。两个随机变量 y_1 和 y_2 的方差为零,即

$$E\{y_1 y_2\} - E\{y_1\}E\{y_2\} = 0 \tag{2-17}$$

则认为它们无关联。

如果变量是独立的,它们一定无关联,这可以直接从式(2-15)得到(取 $h_1(y_1) = y_1, h_2(y_2) = y_2$)。

无关联性并不意味着独立。例如,假设 (y_1,y_2) 是离散值且满足这样的分布:具有 1/4 的概率,为 $(0,1),(0,-1),(1,0),(-1,0)$ 中的任意一种,则 y_1 和 y_2 无关联,这样可以简化计算。另一方面,

$$E\{y_1^2 y_2^2\} = 0 \neq 1/4 = E\{y_1^2\}E\{y_2^2\} \tag{2-18}$$

所以不满足式(2-15)的条件,则该变量可能不是独立的。

因为独立意味着无关联,许多 ICA 方法约束估计过程,所以它总是给出独立分量的无关联估计,从而减少了自由参数的数量并且简化了问题。

② 禁止高斯变量

ICA 的基本限制是独立分量必须是非高斯的。

为了了解高斯变量为什么使得 ICA 变得不可能,假设混合矩阵是正交的,而且 s_i 是高斯分布的,那么 x_1 和 x_2 也是高斯的、无关联的,具有单位方差。它们的联合密度为

$$p(x_1,x_2) = \frac{1}{2\pi}\exp\left(-\frac{x_1^2 + x_2^2}{2}\right) \tag{2-19}$$

图 2.6 解释了该分布。该图表明这个密度是完全对称的,所以在混合矩阵 $\boldsymbol{A}$ 的列

方向上不包含任何信息。

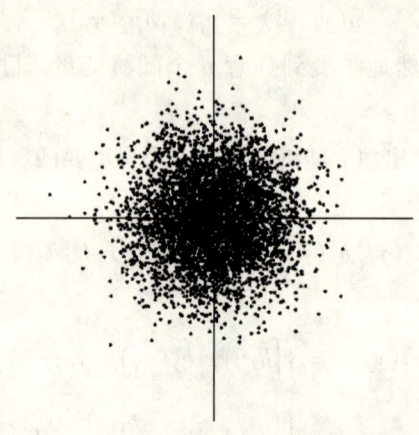

图 2.6　两个独立高斯变量的多变量分布

更严格地可以证明,任意高斯分布(x_1,x_2)的正交变换(orthogonal transform)的分布都具有与(x_1,x_2)一样的分布,而x_1和x_2是独立的。这样,在有高斯变量的情况下,仅需要估计 ICA 模型到一个正交变换。换句话说,对于高斯独立分量,矩阵 A 是不可识别的。

(2) 优化判据及寻优模型

直观地讲,估计 ICA 模型的关键是非高斯性。实际上,没有非高斯性,ICA 模型的估计根本是不可能的,正如前面所述。另外,这也可能是 ICA 研究开始较晚的原因:在大多数的经典统计理论中,随机变量总是假设为具有高斯分布,这样排除了任何与 ICA 有关的方法。

中心极限定理(central limit theorem)是概率论中的一个经典结论,它认为在特定条件下,独立随机变量和的分布趋向于高斯分布。这样,两个独立随机变量和的分布通常接近于高斯分布而不是两个原始随机变量中任一个的分布。

假设根据式(2-8)所表示的 ICA 数据模型,数据向量 X 是独立分量的混合。为了简化,在这里假设所有的独立分量具有同样的分布。为了估计其中的一个独立分量,考虑 x_i 的一个线性组合,表示为 $y=W^TX=\sum_i w_i x_i$,其中 W 是一个需要确定的向量。如果 W 是 A 的逆的一行,则该线性组合实际上就是一个独立分量。现在的问题是怎样使用中心极限定理来确定 W,从而使它为 A 的逆的一行?实际应用中,不能准确地确定这样的 W,因为没有关于矩阵 A 的知识,但是可以找到一种估计使得它与 A 具有好的逼近效果。

为了了解 ICA 估计的基本原则,对变量做一个变换,定义 $z=A^TW$,则有 $y=W^TX=W^TAs=z^Ts$。这样 y 就变成了 s_i 的线性组合,其权重由 z_i 给定。因为两个独立随机变量的和更趋向于高斯分布而不是原始变量的分布,所以 z^Ts 更趋向于高斯分布,而不

是 s_i 的分布,并且当它等于某个 s_i 时,它具有最小高斯性。在这种情况下,显然只有 z 中的一个元素 z_i 是非零的(注意这里假设 s_i 具有同样的分布)。所以可以取一向量 W,使得 W^TX 的非高斯性最大化。这样一个向量必须与 z 相对应,即它仅有一个非零成分。这意味着 $W^TX = z^Ts$,且 W^TX 一个独立分量。

W^TX 的非高斯性的最大化可以给出一个独立分量。实际上,对于在向量 W 的 n 维空间的非高斯性的优化具有 $2n$ 个局部最大值,对每一个独立分量有两个,分别为 s_i 和 $-s_i$。为了找出多个独立分量,需要找到所有的局部最大值。这并不困难,因为不同的独立分量是无关联的,总是可以把搜索限制在特定空间,从而估计出与前面的独立分量无关联的独立分量。

1)非高斯性度量

为了在 ICA 估计中使用非高斯性,必须对随机变量(如 y)进行非高斯性的定量测量。为了简化,假设 y 居中(零均值,zero-mean)并具有单位方差。

① Kurtosis

非高斯性的经典度量是 kurtosis 或四阶累积量。y 的 kurtosis 的经典的定义为

$$\text{kurt}(y) = E\{y^4\} - 3(E\{y^2\})^2 \tag{2-20}$$

实际上,因为已经假设 y 具有单位方差,则式(2-20)的右边部分可简化为 $E\{y^4\} - 3$,这表明 kurtosis 是四阶矩 $E\{y^4\}$ 的简单的标准化形式。对于一个高斯量 y,四阶矩等于 $3(E\{y^2\})^2$。这样,对于高斯随机变量,kurtosis 为零;对于大多数非高斯随机变量,kurtosis 不为零。

Kurtosis 可以是正的也可以是负的,具有负的 kurtosis 的随机变量称之为亚高斯(subgaussian),具有正 kurtosis 的随机变量称之为超高斯(supergaussian)。

超高斯随机变量具有典型的"尖(spiky)"的概率密度函数,即其概率密度函数在 0 处和变量的大值处相对很大而在中间值处很小。一个典型的例子是 Laplace 分布,它的概率密度函数(正则化为单位方差)为

$$p(y) = \frac{1}{\sqrt{2}}\exp(\sqrt{2}|y|) \tag{2-21}$$

这是一个典型的超高斯分布。Laplace 分布的概率密度函数如图 2.7 所示,为了比较,给出了用虚线表示的高斯密度。

亚高斯随机变量具有典型的"平(flat)"的概率密度函数,它几乎是接近于零的常数,对于变量的较大值其概率密度函数的值非常小。一个典型的例子是式(2-11)所表示的统一分布。

典型的非高斯性可以用 kurtosis 的绝对值来度量,也可以使用 kurtosis 的平方来度量。对于高斯变量,其值为零;对于大多数非高斯随机变量,其值大于零。有非高斯随机变量 kurtosis 值为零的,但这种情况非常少。

Kurtosis 及其绝对值已经被广泛应用于 ICA 及其相关领域的非高斯性度量,其最

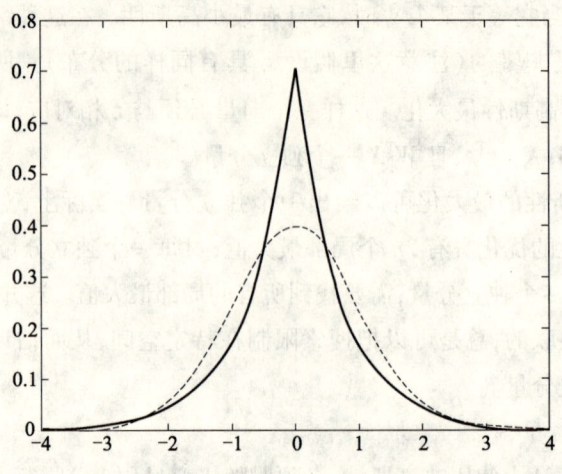

图 2.7　Laplace 分布的概率密度函数

主要的原因是它在计算和理论上都很简单。在计算上,可以通过使用采样数据的四阶矩简单地估计出 kurtosis。基于下面的线性属性可简化理论上的分析:如果 x_1 和 x_2 是两个独立的随机变量,则它满足

$$\mathrm{kurt}(x_1 + x_2) = \mathrm{kurt}(x_1) + \mathrm{kurt}(x_2) \tag{2-22}$$

以及

$$\mathrm{kurt}(\alpha x_1) = \alpha^4 \mathrm{kurt}(x_1) \tag{2-23}$$

式中,α——标量(scalar)。

为了通过一个简单的例子来说明 kurtosis 的优化前景,以及如何通过 kurtosis 的最小或最大化来发现独立分量,建立一个二维模型 $\boldsymbol{X} = \boldsymbol{A}\boldsymbol{s}$。假设独立分量 s_1、s_2 分别具有 kurtosis 值 $\mathrm{kurt}(s_1)$、$\mathrm{kurt}(s_2)$,它们均不为零,同时假设独立分量 s_1、s_2 具有单位方差。我们寻找的一个独立分量为 $\boldsymbol{y} = \boldsymbol{W}^{\mathrm{T}}\boldsymbol{X}$。再做变换 $\boldsymbol{z} = \boldsymbol{A}^{\mathrm{T}}\boldsymbol{W}$,则有 $\boldsymbol{y} = \boldsymbol{W}^{\mathrm{T}}\boldsymbol{X} = \boldsymbol{W}^{\mathrm{T}}\boldsymbol{A}\boldsymbol{s}$ $= \boldsymbol{z}^{\mathrm{T}}\boldsymbol{s} = z_1 s_1 + z_2 s_2$。基于 kurtosis 的附加属性,有

$$\mathrm{kurt}(\boldsymbol{y}) = \mathrm{kurt}(z_1 s_1) + \mathrm{kurt}(z_2 s_2) = z_1^4 \mathrm{kurt}(s_1) + z_2^4 \mathrm{kurt}(s_2)$$

另一方面,基于对 s_1、s_2 相同的假设,作 $\boldsymbol{y}$ 的方差为 1 的约束,这意味着在 $\boldsymbol{z}$ 上的约束 $E\{y^2\} = z_1^2 + z_2^2 = 1$,即意味着向量 $\boldsymbol{z}$ 被限制在二维平面的单位圆内。现在的优化问题是在单位圆上,函数 $|\mathrm{kurt}(\boldsymbol{y})| = |z_1^4 \mathrm{kurt}(s_1) + z_2^4 \mathrm{kurt}(s_2)|$ 的最大值是什么? 简单起见,可以假设这些 kurtosis 具有相同的符号,在这种情况下,等式中的绝对值符号可以忽略。这个函数的图形就是该问题的"优化情景"。

当向量 $\boldsymbol{z}$ 的一个元素为零而其他元素为非零时,不难看出在这些点处的最大值;由于单位圆的约束,非零元素必须等于 1 或 -1。但是当 $\boldsymbol{y}$ 等于独立分量 $\pm s_i$ 中的一个时,这些点就精确为一个值,这样问题就解决了。

在实际应用中,可以从权重向量 $\boldsymbol{W}$ 开始,基于可获得的混合向量 $\boldsymbol{X}$ 的采样

$x(1),\cdots,x(T)$,计算 $y = W^T X$ 的 kurtosis 上升最快(如果 kurtosis 为正)或下降最快(如果 kurtosis 为负)的方向,然后利用梯度方法(gradient method)或它们的扩展方法找到新的向量 W。这个例子可以扩展到任意维,表明 kurtosis 理论上可以作为 ICA 问题的优化标准。

但是在实际应用中,kurtosis 的值必须从测量到的采样中估计时,kurtosis 也有一些缺点,主要的问题是 kurtosis 可能对于外部环境非常敏感。它的值也许只依赖于分布在尾部的一些观测数据,而它们可能是错误的或是不相关的。换句话说,kurtosis 不是一种非高斯性的鲁棒性度量。

这样,在某些情况下,其他非高斯性的度量方法也许比 kurtosis 方法更好。下面介绍负熵(negentropy),其属性要比 kurtosis 更好。其后介绍负熵的逼近,它或多或少地组合了两种度量方法的优点。

② 负熵

第二种非常重要的非高斯性的度量方法是负熵。负熵是基于微分熵的信息理论量。

熵是信息理论的基本概念。随机变量的熵可以被解释为给定变量的观测的信息度。"随机性"越大,即越是不可预知的和未组织的变量,其熵越大。更严格地,熵与随机变量的译码长度有紧密关系,实际上,在某些简化的假设下,熵是随机变量的译码长度。

对于离散随机变量 Y 的熵 H 可定义为

$$H(Y) = -\sum_i P(Y = a_i) \log P(Y = a_i) \qquad (2-24)$$

式中,a_i——Y 的可能取值。

这个非常有名的定义可以推广到连续值随机变量和向量,在这种情况下,它常被称为微分熵(differential entropy)。具有联合密度 $f(y)$ 的随机向量 y 的微分熵 H 被定义为

$$H(y) = -\int f(y) \log f(y) \mathrm{d}y \qquad (2-25)$$

信息理论的基本结论是"在具有相同方差的随机变量中,高斯变量具有最大的熵",这意味着熵可以被用来作为非高斯性的度量。实际上,这表明高斯分布是"最随机的"。对于某个明确集中在某个确定位置的值,即变量具有清晰的束或其概率密度函数非常"尖"的分布,熵就变小。

非高斯性的度量值,对于高斯变量为零,否则总是非零的,常常使用微分熵定义的方式获得该值,称之为负熵。负熵 J 定义如下

$$J(y) = H(y_{\text{gauss}}) - H(y) \qquad (2-26)$$

式中,y_{gauss}——具有与 y 一样的协方差矩阵的高斯随机变量。

由于以上提到的属性,负熵总是非负的,当且仅当 y 具有高斯分布时,其值为零。

对于可逆的线性变换,负熵不变,这是负熵的令人感兴趣的属性。

使用负熵或其等价的微分熵作为非高斯性度量的优点是它可以通过统计理论(statistical theory)进行很好的调整。在某种意义上,只要其统计属性相关,负熵就可以作为非高斯性的优化估计,但是使用负熵的问题是其计算非常困难。利用定义估计负熵需要对概率密度函数进行估计(可能是非参数的)。所以,较简单的负熵的逼近方法非常有用,正如下面所讨论的一样。

③ 负熵的逼近

如上所述,负熵的估计很困难,所以这个比较函数只是理论上的。实际上,必须使用一些逼近方法。这里介绍的逼近方法具有非常好的属性,并派生出用于 ICA 的有效方法。

逼近负熵的有效方法是使用高阶矩(higher-order moments),例如

$$J(y) \approx \frac{1}{12}E\{y^3\}^2 + \frac{1}{48}\text{kurt}(y)^2 \qquad (2-27)$$

式中,假设随机变量 y 具有零均值和单位方差。但是,这样逼近的有效性受到很大的限制,实际应用中,这些逼近可能遇到与 kurtosis 一样的非鲁棒性问题。

为了避免在处理负熵的逼近过程中遇到这样的问题,建立了新的逼近方法,这些逼近方法基于最大熵原则(maximum-entropy principle)。通常,可得到如下逼近

$$J(y) \approx \sum_{i=1}^{p} k_i (E\{G_i(y)\} - E\{G_i(v)\})^2 \qquad (2-28)$$

式中,k_i——正的常数;

v——具有零均值和单位方差的高斯变量。

假设变量 y 具有零均值和单位方差,函数 G_i 是非二次(non-quadratic)函数。

注意:即使在这种逼近不是非常精确的情况下,式(2-28)仍然可以被用来建立一种非高斯性的度量,并且它总是非负的,只当 y 具有高斯分布时,其值才为零。

对于那种仅使用一个非二次函数 G 的情况,逼近变成

$$J(y) \propto (E\{G(y)\} - E\{G(v)\})^2 \qquad (2-29)$$

这显然是式(2-27)中基于矩的逼近的一般化。如果 y 是对称的,取 $G(y) = y^4$,可以得到式(2-27)的精确表达,即一种基于 kurtosis 的逼近。

这里的关键是如何去很好地选择 G,从而可以获得比式(2-27)给出的更好的负熵的逼近。实际应用中,选择增长不会太快的 G,可以获得具有更好鲁棒性的估计。下式对 G 的选择证明是有效的。

$$G_1(u) = \frac{1}{a_1}\text{logcosh } a_1 u$$

$$G_2(u) = -\exp(-u^2/2) \qquad (2-30)$$

式中,a_1——常数,$1 \leq a_1 \leq 2$。

这样就得到了负熵的逼近,它是由 kurtosis 和负熵给出的两种经典非高斯度量方

法的属性的一种非常好的折中。理论上,它们的计算很简单、很快,而且具有很好的统计属性,特别是鲁棒性。所以,在 ICA 模型中使用了这些比较函数。因为 kurtosis 能够表示在这个相同的框架里,因此它仍然可用于 ICA 方法。

2) 互信息极小化

ICA 估计的另一个方法是互信息最小化,它是从信息理论中得到的灵感,它可以导致发现如上所述的大多数非高斯方向的相同原则。特别地,对于上面使用的启发式原则,这种方法给出了一个严格的调整。

① 互信息(mutual information)

使用微分熵的概念定义 m 个随机变量 $y_i(i=1,2,\cdots,m)$,它们之间的互信息 I 如下所示

$$I(y_1,y_2,\cdots,y_m) = \sum_{i=1}^{m} H(y_i) - H(y) \qquad (2-31)$$

互信息是随机变量之间依赖性的自然度量。实际上,它等价于联合密度 $f(y)$ 与其边缘密度的积之间的 Kullback-Leibler 散度,一个关于独立性的非常自然的度量。它总是非负的,当且仅当这些变量统计独立时为零。这样,互信息考虑了变量的整个依赖结构,而不仅仅是方差,如主分量分析(principal component analysis, PCA)及其相关方法。

互信息可以利用熵的定义而解释为译码长度。当这些项单独译码时,$H(y_i)$ 项给出了 y_i 的译码长度,而 $H(y)$ 给出了向量 y 译码长度。当 y 被译码作为一个随机向量时,所有的分量被译码为相同的代码。这样,互信息通过译码整个向量而不是单独的分量可以获得译码长度减少的程度。通常,通过译码整个向量,可以获得更好的代码。但是,如果 y_i 是独立的,它们互相之间没有信息,这个时候单独译码每个变量不会增长译码长度。

互信息的一个重要属性是对于可逆的线性变换 $y = WX$ 有

$$I(y_1,y_2,\cdots,y_n) = \sum_{i} H(y_i) - H(X) - \log|\det W| \qquad (2-32)$$

现在考虑如果限定 y_i 是不相关的并且具有单位方差时会发生什么情况。这意味着 $E\{yy^T\} = WE\{XX^T\}W^T = I$,这表明 $\det I = 1 = \det(WE\{XX^T\}W^T) = (\det W)(\det E\{XX^T\})(\det W^T)$,且 $\det W$ 必须是常数。而且对于具有单位方差的 y_i,熵和负熵仅仅是常数和符号不同。这样,可以得到

$$I(y_1,y_2,\cdots,y_n) = C - \sum_{i} J(y_i) \qquad (2-33)$$

式中,C——不依赖于 W 的常数。它表示出了负熵和互信息之间的基本关系。

② 用互信息定义 ICA

因为互信息是随机变量的独立性的一种自然信息理论的度量,因此可以用来作为找到 ICA 变换的标准。在这个方法中,它是一种可选的模型估计方法,可以定义一个

随机向量 X 的 ICA 为一个可逆的变换,如式(2-10)所示。其中矩阵 W 被确定,所以变换的分量 s_i 的互信息是最小的。

3) 极大似然估计

① 似然性

估计 ICA 模型的非常普遍的方法是极大似然估计,它与信息最大化原则(infomax principle)密切相关。

在无噪 ICA 模型中直接用公式表示似然性是可能的,这已经在相关文献中实现了,然后用最大似然方法来估计该模型。用 $W = (w_1,\cdots,w_n)^T$ 表示矩阵 A^{-1},对数似然性(log-likelihood)采用如下形式

$$L = \sum_{t=1}^{T} \sum_{i=1}^{n} \log f_i(w_i^T X(t)) + T \log |\det W| \qquad (2-34)$$

式中 f_i——s_i 的密度函数(这里假设已知);

$X(t)(t=1,2,\cdots,T)$——X 的实现。

在似然性中的 $\log|\det W|$ 项来自于(线性)变换随机变量和它们的密度的经典规则。通常对于具有密度 p_x 的任意随机向量 X 和任意矩阵 W,$y = WX$ 的密度由 $p_x(WX)|\det W|$ 给出。

② 信息最大化原则

另外一个相关的比较函数是基于神经网络的观点派生得到的,这是基于最大化具有非线性输出的神经网络的输出熵(或信息流)。假设 X 是神经网络的输入,而其输出具有 $g_i(w_i^T X)$ 的形式(其中 g_i 是一些非线性标量函数,而 w_i 是神经元的权重向量),则最大化输出熵为

$$L_2 = H(g_1(w_1^T X),\cdots,g_n(w_n^T X)) \qquad (2-35)$$

如果 g_i 选择合适,该框架(framework)也能用于 ICA 模型的估计。

③ 似然性与互信息的关系

为了考察似然性与互信息之间的关系,考虑对数似然性的数学期望

$$\frac{1}{T}E\{L\} = \sum_{i=1}^{n} E\{\log f_i(w_i^T X)\} + \log|\det W| \qquad (2-36)$$

实际上,如果 f_i 等于 $w_i^T X$ 的实际分布,式中右边第一项等于 $-\sum_i H(w_i^T X)$。这样似然性将等于一个附加的常数,为式(2-32)给出的互信息的负数。在实际应用中,它们之间的联系是很强的。这是因为实际应用中不知道独立分量的分布。一个比较合理的方法是估计 $w_i^T X$ 的密度作为互信息估计方法的一部分,然后用它作为 s_i 密度的逼近。在这种情况下,对于所有实际应用的目的,似然性和互信息是等价的。

不过,在实际应用中,它们之间有一个非常重要的区别。极大似然估计的问题是必须正确估计其密度 f_i。它们并不需要很高精度的估计,只估计出它们是亚高斯的或超高斯的就足够了。在许多情况下,有关于独立分量的足够的先验知识,因而不需要

从数据中估计它们的本质。在任意情况下,如果关于独立分量的本质的信息是不正确的,则互信息估计也将给出完全错误的结果。所以,在做互信息估计时,必须小心。相反,如果使用合理的非高斯性度量,通常不会出现该问题。

(3) ICA 算法

1) ICA 预处理

在前面讨论了 ICA 方法的统计原则,这一部分将讨论基于这些原则的实际算法。在应用 ICA 算法处理数据之前,作一些预处理通常是非常有用的,所以在此部分首先讨论一些预处理技术,从而使 ICA 估计问题变得简单并具有更好的条件。

① 居中

最基本和必要的预处理是使 X 居中,即减去它的均值向量 $m = E\{X\}$,从而使 X 变成零均值变量。这意味着 s 也是零均值的,这可以通过式(2-8)两边取期望得到。

单独执行这个预处理可简化 ICA 算法。利用居中的数据估计出混合矩阵 A 后,通过把 s 的均值向量加到 s 的居中估计上而完成整个估计。s 的均值向量由 $A^{-1}m$ 给出,其中 m 是在预处理中被减掉的均值。

② 白化

另外一个有用的 ICA 预处理策略是白化观测变量。这意味着在 ICA 算法应用之前(在居中之后)对观测向量(observed vector)X 作线性变换,从而得到一个新的向量 $\tilde{X}$,它是白化的,即它的分量是不相关的,并且它的方差等于 1。换句话说,$\tilde{X}$ 的协方差矩阵等于下列恒等矩阵

$$E\{\tilde{X}\tilde{X}^T\} = I \tag{2-37}$$

白化变换总是可能的。白化的一个常用方法是使用协方差矩阵 $E\{XX^T\} = EDE^T$ 的特征值分解(eigenvalue decomposition, EVD),其中 E 是 $E\{XX^T\}$ 的特征向量的正交矩阵,D 是其特征值(eigenvalue)的对角矩阵(diagonal matrix),$D = \text{diag}(d_1, d_2, \cdots, d_n)$。

注意:$E\{XX^T\}$ 可以用一标准方法从可获得的采样 $x(1), x(2), \cdots, x(T)$ 中估计得到。

白化可以通过下式实现

$$\tilde{X} = ED^{-1/2}E^T X \tag{2-38}$$

式中,$D^{-1/2}$ 可以通过一个简单的合成操作计算得到,即 $D^{-1/2} = \text{diag}(d_1^{-1/2}, \cdots, d_n^{-1/2})$。

白化把混合矩阵变换为一个新的矩阵 $\tilde{A}$。从式(2-8)和式(2-38)可以得到

$$\tilde{X} = ED^{-1/2}E^T As = \tilde{A}s \tag{2-39}$$

白化的有效性在于混合矩阵 $\tilde{A}$ 是正交的,这可以从下式看出

$$E\{\tilde{X}\tilde{X}^T\} = \tilde{A}E\{ss^T\}\tilde{A}^T = \tilde{A}\tilde{A}^T = I \tag{2-40}$$

可以看到白化减少了需要估计的参数的数目。与需要估计 n^2 个参数(原始矩阵 A 的元素个数)相反,仅需要估计这个新的正交混合矩阵 $\tilde{A}$。这样一个正交矩阵包含了 $n(n-1)/2$ 个自由项。例如,在二维情况下,一个正交变换仅由一个角度参数就可确定;在多维情况下,正交矩阵仅包含了一半的原始任意矩阵的参数的个数。由此可

以说,白化解决了ICA一半的问题。由于白化是一个非常简单且标准的过程,因此要比任何ICA算法都简单,利用这种方法减少ICA问题的复杂性是一个好办法。

在白化的同时减少数据的维数也是相当有用的。考虑$E\{XX^T\}$的特征值,放弃那些很小的值,还可以起到减少噪声的效果。而且,维数的减少可以阻止在ICA中可能出现的过分学习。

从图2.8中可以看出白化的效果,这是图2.5中的数据被白化的结果。这个方形定义的分布很显然是图2.4所示的原始方形分布的旋转。需要估计的量仅仅是给出这个旋转角度的估计。

在接下来的部分将假设数据已经利用居中和白化作了预处理。为了表示的简化,用X表示预处理过的数据,而变换后的混合矩阵用A表示。

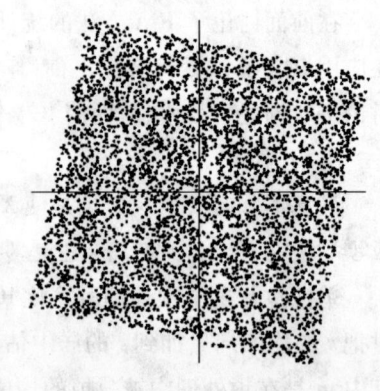

图2.8 白化混合变量的联合分布

③ 进一步的预处理

对于一个给定数据集的ICA的成功很大程度上依赖于一些有关应用的预处理步骤。例如,如果数据由时间信号组成,一些带通滤波是非常有用的。

注意:如果线性观测信号$x_i(t)$通过滤波而得到新的信号,假定为$x_i^*(t)$,ICA模型仍然支持$x_i^*(t)$,它们具有相同的混合矩阵。

用X表示包含了观测$x(1),x(2),\cdots,x(T)$作为列的矩阵,对于s情况相似,则ICA模型可以表示为

$$X = As \tag{2-41}$$

这样,X的时间滤波对应于右乘一个矩阵,称之为M,即

$$X^* = XM = AsM = As^* \tag{2-42}$$

上式表明ICA模型仍然有效。

2) 快速ICA分析算法(FastICA)

前面已经讨论了非高斯性的不同度量方法,即用于ICA估计的目标函数。实际应用中,也需要一个算法以最大化比较函数,如式(2-29)中表示的那样。下面介绍一种非常有效的最大化方法(仍然假设数据已经经过居中和白化处理)。

① 估计一个单元(独立分量)的FastICA

这里的"单元"指的是计算单位,最终指的是人工神经元,具有加权向量W,通过一个学习规则可以更新神经元。FastICA学习规则找到了一个方向,即一个单位向量W,这样投影W^TX最大化非高斯性。这里的非高斯性可以通过式(2-29)给出的负熵$J(W^TX)$的逼近来度量。这里的W^TX的方差必须被约束为单位方差,对于白化数据等价于使W的模为1。

FastICA 基于定点迭代机制,用来找出 W^TX 的非高斯性的最大值,如式(2-29)所度量的一样。这也可以演变为一种近似的牛顿迭代。用 g 表示式(2-29)中的非二次函数 G 的派生。例如式(2-30)所表示的函数的派生为

$$g_1(u) = \tanh a_1 u$$
$$g_2(u) = u\exp(-u^2/2) \qquad (2-43)$$

式中,a_1——常数,$1 \leq a_1 \leq 2$,通常取 $a_1 = 1$。

FastICA 算法的基本步骤如下:

a. 选择初始(随机)权重向量 W。

b. 令 $w^+ = E\{Xg(W^T - X)\} - E\left\{\dfrac{\partial g}{\partial W}(W^TX)\right\}w$。

c. 令 $w = w^+ / \|w^+\|$。

d. 如果没有收敛,转到 b。

注意:这里的收敛意味着 W 原来的和新的点在相同的方向上,即它们的点积几乎等于 1。这对于向量收敛到一个点并不是必须的,因为 W 和 $-W$ 定义了相同的方向。

W^TX 负熵的逼近的最大值可以在 $E\{G(W^TX)\}$ 的某个最佳位置处获得。根据 Kuhn-Tucker 条件,在约束 $E\{(W^TX)^2\} = \|W\|^2 = 1$ 的条件下,$E\{G(W^TX)\}$ 的最佳值可以在满足下式的点处获得。

$$E\{Xg(W^TX)\} - \beta W = 0 \qquad (2-44)$$

尝试用牛顿方法解这个等式,用 F 表示等式(2-44)左边的部分,可以得到它的雅可比矩阵(Jacobian matrix)$J_F(W)$ 为

$$J_F(W) = E\left\{XX^T\dfrac{\partial g}{\partial W}(W^TX)\right\} - \beta I \qquad (2-45)$$

为了简化这个矩阵的转置(inversion),对式(2-45)中的第一项进行近似。因为数据是球化的,一个比较合理的近似为

$$E\left\{XX^T\dfrac{\partial g}{\partial W}(W^TX)\right\} \approx E\{XX^T\}E\left\{\dfrac{\partial g}{\partial W}(W^TX)\right\} = E\left\{\dfrac{\partial g}{\partial W}(W^TX)\right\}I \qquad (2-46)$$

这样雅可比矩阵就变成了对角矩阵(diagonal matrix),而且很容易转换,从而得到了如下的近似牛顿迭代

$$w^+ = W - (E\{Xg(W^TX)\} - \beta W)/\left(E\left\{\dfrac{\partial g}{\partial W}(W^T)\right\} - \beta\right) \qquad (2-47)$$

在式(2-47)两边都乘以 $\left(\beta - E\left\{\dfrac{\partial g}{\partial W}(W^TX)\right\}\right)$,该算法可以得到进一步的简化。

实际应用中,在 FastICA 中的期望必须用它们的估计来代替,这个自然的估计具有相应的采样均值。理想地应该使用所有可获得的数据,但是这通常不是一个很好的办法,因为这对计算的要求很高。因此,可以通过较少的采样来估计其平均,采样值的规

模可以保证最终估计的精确度。每次迭代必须单独选择采样点,如果收敛不能满足要求,则必须增加采样的规模。

② 估计多个独立分量的 FastICA

前述部分的一个单元 FastICA 算法仅估计出一个独立分量,或者一个投影跟踪方向。为了估计多个独立分量,则必须使用具有多个权重向量的单元(如神经元) $(w_1, w_1\cdots, w_n)$ 来运行一个单元的 FastICA 算法。

为了防止不同的向量收敛到相同的最大值,在每次迭代之后,必须去相关输出 $w_1^T x, \cdots, w_n^T x$。可以用三种方法来达到这个目的。

完成去相关的简单方法是基于类似于 Gram-Schmidt 去相关的缩小机制。这意味着要一个接一个地估计独立分量。当估计出了 p 个独立分量或 p 个向量 $w_1, \cdots, w_p$ 时,通过执行一个单元的定点算法可以估计出 w_{p+1}。在每一次迭代步骤后,从 w_{p+1} 减去前面估计出的 p 个向量的"投影" $w_{p+1}^T w_j w_j (j=1,\cdots,p)$ 然后重新规格化 w_{p+1},令

$$w_{p+1} = w_{p+1} - \sum_{j=1}^{p} w_{p+1}^T w_j w_j \qquad (2-48)$$

或 $w_{p+1} = w_{p+1} / \sqrt{w_{p+1}^T w_{p+1}}$

但是,在某些应用中可能希望使用对称去相关,其中没有任何向量是优于其他向量的,这可以通过使用包括矩阵均方根的经典方法来实现,令

$$W = (WW^T)^{-1/2} W \qquad (2-49)$$

式中,W 为向量的矩阵 $(w_1, \cdots, w_n)^T$,而 $(WW^T)^{-1/2}$ 可以通过 $WW^T = F\Lambda\Lambda^T$ 的特征值分解得到,为 $(WW^T)^{-1/2} = F\Lambda^{-1/2} F^T$。一个更简单的选择是下面的迭代算法,令 $W = W / \sqrt{\|WW^T\|}$,则

$$W = \frac{3}{2} W - \frac{1}{2} WW^T W \qquad (2-50)$$

重复式(2-50),直至收敛为止。

③ FastICA 和最大似然性

如果用式(2-47)来表示 FastICA,并把它写成矩阵形式,则 FastICA 采用如下形式

$$W^+ = W + \Gamma(\text{diag}(-\beta_i) + E\{g(y)y^T\})W \qquad (2-51)$$

式中,$y = WX$;$\beta_i = E\{y_i g(y_i)\}$;$\Gamma = \text{diag}(1/(\beta_i - E\{g^T(y_i)\}))$。

矩阵 W 在每一步骤之后必须使之正交。在这个矩阵中,对称正交 W 是很自然的。

上述的 FastICA 可以与用于最大似然性的随机梯度方法相比较

$$W^+ = W + \mu(I + g(y)y^T)W \qquad (2-52)$$

式中,μ——学习率,在时间上不需要为常数。

比较式(2-51)和式(2-52),FastICA 可以看做一种用于 ICA 数据模型的最大似然估计的定点算法。在 FastICA 中,收敛速度可以通过选择矩阵 Γ 和对角阵 diag 来 $(-\beta_i)$ 优化。

④ FastICA 算法的属性

与现有的用于 ICA 的方法相比较,FastICA 算法及其比较函数具有许多令人满意的属性:

a. 在 ICA 数据模型的假设下,收敛是三次方的(或至少是二次方的)。这与一般的基于(随机)梯度下降法的 ICA 算法相反,它们的收敛是线性的。这意味着 FastICA 的收敛非常快。

b. 与基于梯度的算法相反,不需要选择步长参数,这意味着该算法很容易使用。

c. 利用任意的非线性该算法可直接找到任意非高斯分布的独立分量,这与许多其他算法相反,它们必须首先获得概率分布函数的一些估计,因此必须选择非线性。

d. 该算法可以通过选择一个合适的非线性来优化。实际上,可以获得具有鲁棒性和(或)最小方差的算法。

独立分量可以一个接一个地估计,这大致等价于作投影跟踪。

3) 基于高阶累量的 ICA 分析算法

对于高斯随机过程来说,其特性完全由其一阶矩及二阶矩所确定,或者说掌握了高斯过程的一阶矩与二阶矩就等于掌握了过程的全部特性。因此对于高斯过程而言,掌握了其一阶矩与二阶矩就已有可能在充分意义上利用其内在的全部信息。但对于独立分量分析的应用,独立分量必须具有非高斯分布,而其并不具有上述特点,所以很自然地转向高阶矩的分析。由此引出与之有相应联系的高阶累量,基于此的信号处理也被称为"非高斯信号"处理。

为了分析方便,将单维随机变量 X 的特征函数 ϕ_X 表示为 Laplace 形式

$$\phi_X(s) = E\{e^{sx}\} = \int_{-\infty}^{+\infty} f(x) e^{sx} dx \tag{2-53}$$

ϕ_X 对 s 的 k 阶导数为

$$\phi_X^k(s) = E\{x^k e^{sx}\} \tag{2-54}$$

定义

$$\psi_X(s) = \ln\phi_X(s) \tag{2-55}$$

则随机变量 X 的 k 阶累积量 C_k 定义为

$$C_k = \psi_X^k(s)\bigg|_{s=0} = \frac{d^k \psi_X(s)}{ds^k}\bigg|_{s=0} \tag{2-56}$$

因此,通常称 $\psi(s)$ 为累积量生成函数,又称为随机变量的第二特征函数。

设 $x(t)$ 为任意随机过程,在任意 $t, t+\tau_1, \cdots, t+\tau_{k-1}$ 时刻由随机过程所形成的 k 维随机矢量为 $X = [x(t), x(t+\tau_1), \cdots, x(t+\tau_{k-1})]^T$,其 k 阶累积量定义为

$$C_X = \text{cum}[x(t), x(t+\tau_1), \cdots, x(t+\tau_{k-1})] \tag{2-57}$$

根据高阶累量的性质,假设随机矢量 $X = \{x_1, \cdots, x_k\}$、$Y = \{y_1, \cdots, y_k\}$ 彼此统计独立,则有

$$\mathrm{cum}(X+Y) = \mathrm{cum}(X) + \mathrm{cum}(Y) \qquad (2-58)$$

若 $X = \{x_1,\cdots,x_k\}$ 是非高斯随机矢量,而 $Y = \{y_1,\cdots,y_k\}$ 为高斯随机矢量,彼此统计独立,则

$$C_v(X+Y) = C_v(X) \quad v \geq 3 \qquad (2-59)$$

在 $v \geq 3$ 的高阶累量中已消除了高斯随机矢量 Y 的影响,而高阶矩在一般情况下并不能消除高斯随机矢量的影响。

利用高阶矩和累量解 ICA 问题的方法是用 Kullback-Leibler 散度的 Edgeworth 展开作为对照函数,使系统输出的依赖度最小。

Cardoso 潜心研究了四阶累积量的代数性质,提出了基于矩阵联合对角化的预白化 JADE 算法。他先白化观测信号,即

$$z(t) = WX(t) = W[As(t) + n(t)] = Us(t) + Wn(t) \qquad (2-60)$$

从而将 $M \times N$ 阶矩阵 A 的确定转化为 $N \times N$ 阶酉矩阵 U 的确定,U 的估计有赖于高阶累积量(通常是四阶)。对于任意 $N \times N$ 矩阵 M,其四阶累积量矩阵 N 定义为

$$N = Q_z(M) \Leftrightarrow n_{ij} = \sum_{k,l=1}^{n} \mathrm{cum}(z_i, z_j^*, z_k, z_l^*) m_{lk} \qquad (2-61)$$

式中,$i \geq 1$;

$j \leq n$,n 为白化观测 $z(t)$ 中所包含的分量个数。

从而累积量矩阵集合

$$\hat{N}^e = \{\hat{\lambda}_r, \hat{M}_r, 1 \leq r \leq n\} \qquad (2-62)$$

其联合近似对角化可通过以下参照函数的最大化实现

$$c(V,N) = \sum_{r=1}^{s} |\mathrm{diag}(V^H N_r V)|^2 \qquad (2-63)$$

借助累积量矩阵集合的联合近似对角化,可以最终确定酉矩阵 U。JADE 算法的原理如图 2.9 所示。

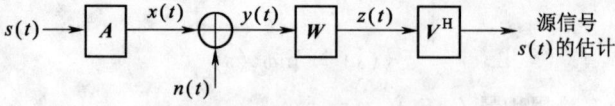

图 2.9　JADE 算法原理

2. 基于独立分量分析方法的闪光视觉诱发电位信号少次提取方法的实现

(1) 扩展的信息极大化算法实现

解决线性 ICA 问题可采用多种不同参照函数。非线性 ICA 问题,由于自身的特殊性及复杂性,对统计独立性测度提出了较高的要求。互信息(MI)准则是比较好的一个统计独立性参照。MI 是随机变量间独立性的一个自然测度,它总是非负的,当且仅当变量统计独立时为零。更重要的是 MI 对变换具有不变特性:向量 y 的分量 y_i 在可

逆(可能是非线性的)变换 $z_i = \psi_i(y_i)$ 前后，MI 保持不变，即 $I(z) = I(y)$。

用 MI 作为独立性测度必然涉及对估计分量 y_i 的概率密度估计，这在实际中并不容易。在线性 ICA 算法中，通常采用截尾的 Edgeworth 展开或 Gram-Charlier 展开来估计边缘概率密度 $f_i(y_i)$，最终导致近似的互信息估计。在 Bell 和 Sejnowski 提出的线性 ICA 算法 Informax 中，采用"先验"的源概率密度来估计互信息。Almeida 对 Informax 方法加以扩展，采用特殊的神经网络结构和单目标函数，在优化非线性变换同时实现边缘概率密度的估计，从而形成扩展 Informax 非线性 ICA 算法(以下简称 Informax 算法)。

扩展 Informax 算法的一般流程如图 2.10 所示，主要处理简化非线性模型，是一种典型的非线性 ICA 神经网络算法。其网络结构具有如图 2.11 所示大致相同的形式，不同之处在于模块 ψ 不再先验地取为固定，而是在算法执行中作自适应变化。每一个函数 ψ 模块，在某些约束条件下，由一个单输入单输出的多层感知器(MLP)组成。与 Informax 算法原理相同，此网络亦通过最大化其输出熵来进行训练。

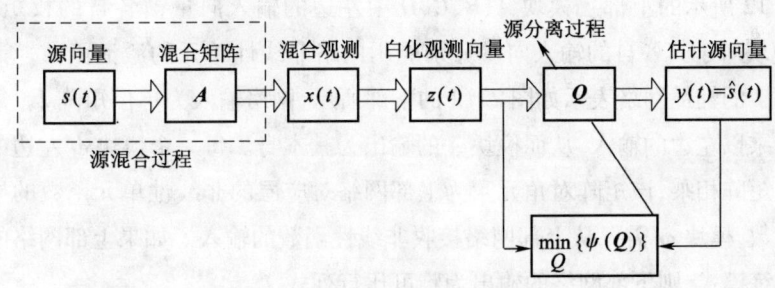

图 2.10 扩展 Informax 算法的一般流程

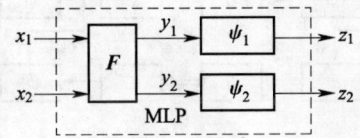

图 2.11 Informax 方法神经网络结构

忽略图 2.11 的特定结构，将整个系统(从输入 x 到输出 z)视为一个 MLP，则输出熵表达为

$$H(z) = H(x) + E\{\log|\det J|\} \quad (2-64)$$

式中，J——网络执行变换的雅可比行列式，$J = \partial z / \partial x$；

$E\{\cdot\}$——数学期望。

由于 $H(x)$ 与网络参数无关，因此最大化 $H(z)$ 则等价于最大化 $E\{\log|\det J|\}$。通过样本平均，可得期望的近似如下

$$E\{\log|\det J|\} \approx \frac{1}{K}\sum_{k=1}^{K}\log|\det J^k| \quad (2-65)$$

式中，J^k——J 值的第 k 个训练模式；

K——训练集中的模式数目。

从而,可得目标函数表达式为

$$E = \frac{1}{K} \sum_{k=1}^{K} \log |\det \boldsymbol{J}^k| \qquad (2-66)$$

在传统的 Informax 算法中,由于所用的神经网络相对简单,目标函数梯度也有相对简单的表达形式。扩展 Informax 方法中网络结构相对复杂,为计算目标函数 E 的梯度需引入一个辅助网络,用于计算雅可比行列式 $\boldsymbol{J} = \partial z/\partial x$,并执行反向传播运算。辅助网络本质上是如图 2.11 所示的线性网络,但其处理对象为矩阵而不是向量,具体结构如图 2.12 所示。

假设图 2.11 中的 F 模块由一个 MLP 构成,该 MLP 具有一个非线性隐层和一个线性输出层,输入和输出间没有直接关联。同样地,假设模块 ψ 也有一个单隐层,一个线性输出单元,输入和输出间也没有直接互联。由此,图 2.11 所示的整个网络结构可描述为图 2.12 所示的上部。模块 A、B、C、D 中左边的输入向量被各自的权矩阵相乘。两个 ϕ 模块对于其各自的输入向量分别应用网络非线性单元的激活函数。计算雅可比行列式 $\boldsymbol{J}$ 的辅助网络表示如图 2.12 的下部所示,网络输入为单位矩阵 $\boldsymbol{I}$。每个模块用块矩阵乘以左边的输入,从而模块 A 的输出为其本身。每一个模块 ϕ' 左边的输入与一个对角矩阵相乘,该矩阵对角元素为上部网络对应层的非线性单元函数的导数。为计算此导数,模块 ϕ' 需要从上部网络接收非线性函数的输入。如果上部网络的输入为第 k 个训练模式,则下部网络的输出为雅可比行列式 $\boldsymbol{J}^k$。

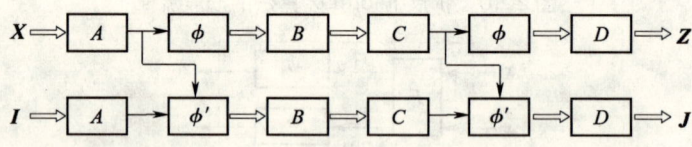

图 2.12　计算雅可比行列式网络结构

为计算目标函数 E 的梯度,需要下式诸元作为输入,对辅助网络执行反向传播运算。

$$\frac{\partial E}{\partial \boldsymbol{J}} = (\boldsymbol{J}^{-1})^{\mathrm{T}} \qquad (2-67)$$

图 2.13 给出了通过模块 ϕ' 的反向传播过程。如果模块的输入和输出如图 2.13a 所示,则下式约束着前向传播过程。

$$h_{ij} = \phi'(s_i) g_{ij} \qquad (2-68)$$

从而,通过偏微分运算可得如下的反向传播等式

$$\frac{\partial h_{ij}}{\partial g_{ij}} = \phi'(s_i) \qquad (2-69)$$

$$\frac{\partial h_{ij}}{\partial s_i} = \phi''(s_i) g_{ij} \qquad (2-70)$$

所得到的反向传播单元 i 如图 2.13b 所示。

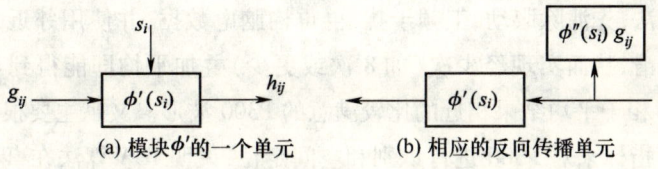

(a) 模块 ϕ' 的一个单元　　　　　(b) 相应的反向传播单元

图 2.13　ϕ' 的一个单元及其反向传播单元

(2) 基于扩展 Informax ICA 算法的视觉诱发电位信号少次提取方法研究

文献[11]与[98]讨论了扩展 Informax ICA 算法在 VEP 信号少次提取中的应用。利用扩展 Informax 算法,仿照人工神经网络的做法,将 VEP 信号提取过程分成学习和工作两个阶段。实际提取中,将该过程先后进行两次,第一次主要用于去除肌电、眼动、工频干扰,第二次则用来提取 VEP 综合波。

考虑临床脑电信号提取中的不同信号成分中可能包含有超高斯成分(如诱发电位),也可能包含亚高斯成分(如肌电和工频干扰),文献[11]利用扩展 Informax 算法进行了 VEP 单次提取的仿真实验,得到了图 2.14 所示实验结果。可以看到,扩展 ICA 算法在同时存在超高斯和亚高斯信号的情况下,仍然能够很好地实现盲分解。

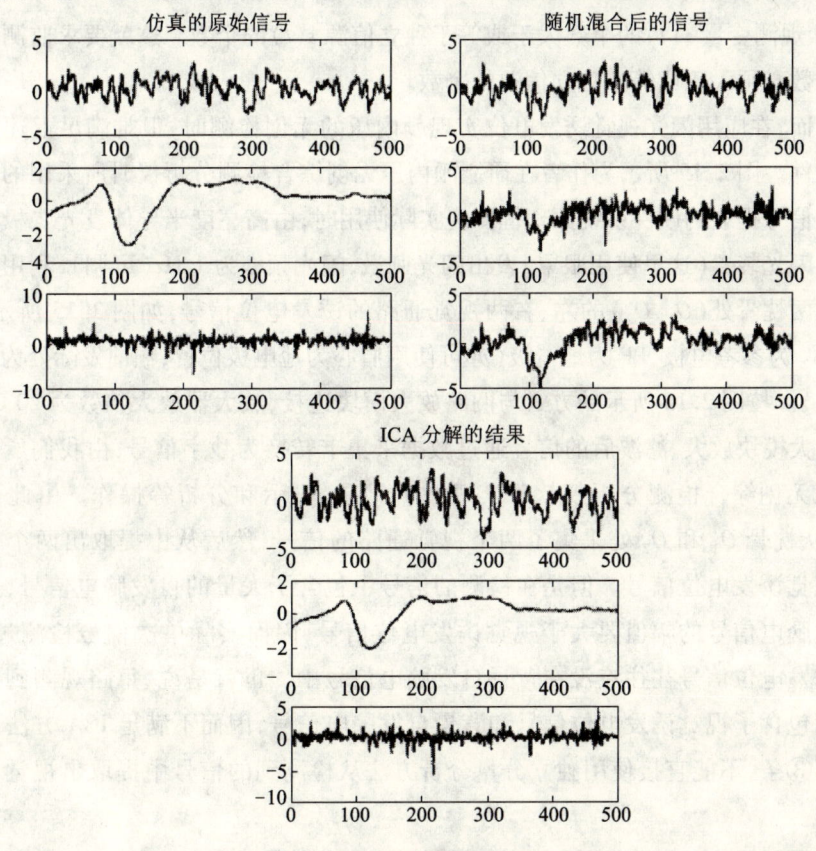

图 2.14　VEP 单次提取的仿真实验

文献[98]以反映大脑稀少认知事件的相关电位P300为例,采用扩展Informax独立分量分析算法,先滤除眼动、工频干扰,再重构脑电数据,并使用邻近平均的方法将其重建信号平滑,从而实现经少次(如8次或更少)叠加平均即能得到与通常需多次(数十次以上)相干平均结果相近的比较满意的P300波形。文献主要根据潜伏期和波幅这两个测量指标来对P300进行识别和空间定位,说明ICA算法在事件相关电位的峰值和潜伏期模式识别上具有较为明显的效果,有重要的潜在应用价值。

(3) 基于虚拟噪声通道的独立分量分析算法的视觉诱发电位信号提取方法研究

1) 虚拟噪声通道的引入

这里讨论的FastICA算法,本质上也是一种最小化估计分量互信息的神经网络方法,要求对负熵(或微熵)进行估计。基于FastICA算法,ICA方法在很多领域获得了广泛应用。但是在应用ICA方法从观测信号中分离出各源信号(简称信源)时,一般要满足下列应用条件:

① 最多只有一个独立源信号满足高斯分布。因为在ICA的分离过程中,是通过对分离结果的非高斯性度量来监测分离结果间的相互独立性的,若存在多个独立源信号满足高斯分布,高斯信源的线性组合仍是高斯型的,则势必无法将它们分离开来。

② 各信源相互独立。

③ 观测变量$x(t)$的个数大于或等于独立信源$s(t)$的个数。这就要求监测时传感器的个数必须大于或等于独立信源的个数。

然而,在应用闪光视觉诱发电位实现颅内压的无创检测时,很难满足上述第③个应用条件。图2.15所示为作者在研制颅内压无创综合检测分析仪时所采用的视觉诱发电位信号提取的硬件系统原理框图。实际使用时,由高亮度半导体发光二极管阵列组成的闪光装置(这里使用眼罩)发出闪光刺激,闪光频率为1 Hz(可调),利用头皮电极提取两枕骨处(O_1、O_2)的左、右两视觉通路的诱发电位信号,如图2.15所示,其中A_1和A_2为参考电极,FP为地电极(亦可使用眉心为地电极位置,额前发际处为参考电极位置)。按图2.15所示的方式与两路放大模块连接,放大器放大倍数为20 000倍。经过放大模块放大、滤波后的信号通过数据采集卡转换为数字信号,由我们所研制的颅内压无创综合检测分析仪软件实现数据记录、显示和分析等操作。由此可以看到,仅从枕骨O_1和O_2处采集了两个视觉通路的信号,然后从中提取出两个通路的闪光视觉诱发电位信号。但是在检测的信号中包含了大量的自发脑电信号,并且由于自发脑电信号的幅值要大于视觉诱发电位信号,因而实际单次信号检测过程中,视觉诱发电位信号往往淹没在背景自发脑电信号中。也就是说,每路观测到的信号中实际包含了视觉诱发电位信号和背景自发脑电信号,因而不满足ICA方法应用条件的第③条,不能直接使用独立分量分析方法从检测到的信号中提取出视觉诱发电位波形。

为了利用独立分量分析方法实现视觉诱发电位的有效提取,引入了虚拟通道的概

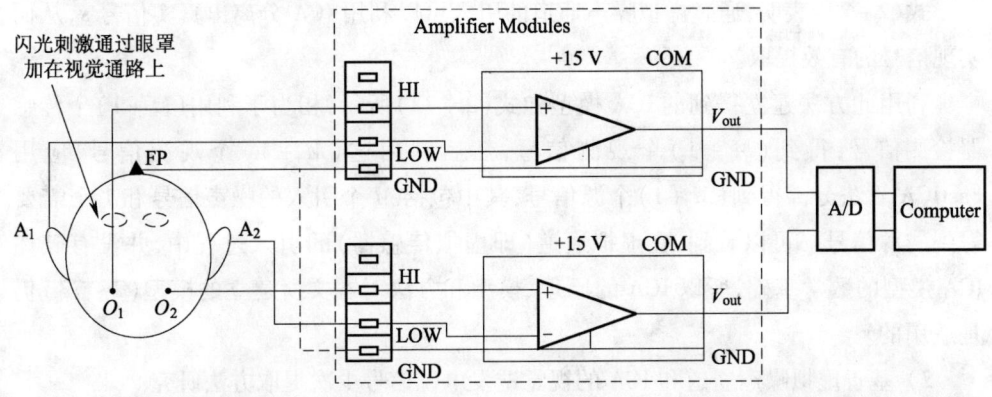

图 2.15　颅内压无创综合检测分析仪的硬件系统原理框图

念,根据闪光视觉诱发电位检测的实际情况,在对每一路视觉通路的信号进行处理时,引入了一路自发脑电信号作为虚拟通道,以满足独立分量分析的应用条件。

这里考虑实际应用的具体情况,对于加噪的 ICA 数学模型表示为

$$\boldsymbol{x}(n) = \boldsymbol{s}(n) + \boldsymbol{u}(n) \qquad (2-71)$$

式(2-71)表示观测信号 $\boldsymbol{x}(n)$ 中含有加性噪声 $\boldsymbol{u}(n)$。在实际应用中,可能只能得到一维观测信号,在此过程中,如果被测信号中包含噪声,就会对后续分析产生严重影响,因此在信号采集过程中,应进行有效的消噪处理。为了对诸如此类的一维观测信号进行消噪处理,引入虚拟通道,从而将一维观测扩展为多维。考虑外加 M 种噪声情形,则式(2-71)中的 $\boldsymbol{u}(n) = \sum_{i=1}^{M} a_i u_i(n)$,其中 a_i 为第 i 种噪声在观测中的权重,则 $\boldsymbol{x}(n)$ 为源信号 $\boldsymbol{s}(n)$ 和噪声信号 $\boldsymbol{u}(n)$ 的叠加。考虑 $\boldsymbol{x}(n)$ 中所含噪声的情况,引入 M 个噪声分量 $u_1(n), u_2(n), \cdots, u_M(n)$ 用来作为虚拟观测通道

$$\boldsymbol{x}_v = [x_2, x_3 \cdots, x_{M+1}]^T = [u_1, u_2, \cdots, u_M]^T \qquad (2-72)$$

因而,式(2-71)所表示的一维加噪观测模型可表示为下式无加性噪声显式表示的标准 ICA 模型

$$\boldsymbol{x} = \boldsymbol{A}\boldsymbol{s} \Rightarrow \boldsymbol{x} = \begin{bmatrix} x_1 \\ x_2 \\ x_3 \\ \vdots \\ x_{M+1} \end{bmatrix} = \begin{bmatrix} s + \sum_{i=1}^{M} a_i u_i \\ u_1 \\ u_2 \\ \vdots \\ u_M \end{bmatrix} = \begin{bmatrix} 1 & a_1 & a_2 & \cdots & a_M \\ 0 & 1 & 0 & \cdots & 0 \\ 0 & 0 & 1 & \cdots & 0 \\ 0 & 0 & 0 & \cdots & 0 \\ 0 & 0 & 0 & \cdots & 1 \end{bmatrix} \begin{bmatrix} s \\ u_1 \\ u_2 \\ \vdots \\ u_M \end{bmatrix} = \boldsymbol{B}\boldsymbol{s} \qquad (2-73)$$

式中,x_1——实际观测到的信号,它由一维的源信号和各种噪声叠加而成;

$[x_2, x_3, \cdots, x_{M+1}]^T$——对 x_1 中所包含的噪声类型进行分析后,引入的 M 种虚拟噪声通道。

式(2-73)表明,通过虚拟噪声通道的引入可以利用 ICA 分离出真实信号 s,从而实现信号的有效提取。

利用此方法建立得到的 ICA 模型如式(2-73)所示,相当于利用 $(M+1)$ 个传感器检测信号,得到 $(M+1)$ 个观测信号,然后利用这 $(M+1)$ 个观测信号,应用 FastICA 算法分离得到 $(M+1)$ 个源信号,其中包括 M 个引入的噪声信号和1个需要得到的源信号。可以看到,在虚拟通道(即虚拟传感器)的引入过程中,并没有破坏 ICA 模型的数学基础,所以 ICA 的原理、模型和方法对本文所建立的模型(2-73)仍是适用的。

2) 基于虚拟噪声通道和 ICA 的视觉诱发电位信号少次提取方法研究

实际应用时,首先提取一段自发脑电信号作为虚拟通道信号,然后进行闪光刺激,记录检测到的诱发电位信号。图 2.16a 所示为虚拟通道的自发脑电信号,图 2.16b 所示为实际检测到的视觉诱发电位波形。从图 2.16 所示信号波形可知,视觉诱发电位信号被完全淹没在自发脑电信号中,无法提取。应用 FastICA 算法对图 2.16 所示的信号进行处理,得到图 2.17 所示的结果。其中,图 2.17a 所示为分离出的噪声信号,图 2.17b 所示为分离出的视觉诱发电位信号。可以看到,虽然仍有少许噪声存在,但原来完全淹没在噪声中的诱发电位信号得到了较好的提取,噪声得到了有效滤除。从图 2.17 也可以看到,仍有少许的自发脑电噪声没有滤除,这是由于引入的虚拟通道信号——自发脑电信号是在诱发电位提取前记录的,与实际观测到的诱发电位信号处在不同的时刻,并且由于自发脑电信号的随机性,所以引入的自发脑电虚拟通道不可能完全匹配视觉诱发电位信号中的自发脑电噪声,因而不能完全滤除噪声。但是,由于闪光视觉诱发电位信号中的大部分自发脑电噪声被滤除,因而使用叠加平均方法迭代 50~100 次得到的效果,利用本方法处理过后的闪光视觉诱发电位信号仅需 10 次迭代就可以得到,从而为诱发电位信号的少次提取创造了极好的条件。

实验表明,通过引入合适的虚拟噪声通道,可以获得比较好的视觉诱发电位提取效果,即使是在强噪声背景下的微弱信号的提取,也能得到比较好的结果,如图 2.16、图 2.17 所示。同时在实验过程中,发现引入的虚拟噪声通道和实际存在的噪声匹配程度越高,最终提取的效果越好。即使引入的虚拟通道和实际视觉诱发电位信号提取时可能混入的噪声不完全匹配,这时虽然不能很好地消除噪声,但也不会破坏原始观测到的视觉诱发电位波形。只要对被测对象的观测条件和噪声类型进行正确的分析,从而在应用 ICA 时引入适配度高的虚拟噪声通道,就可有效消除实际观测到的视觉诱发电位信号中的噪声,从而实现视觉诱发电位的有效提取。

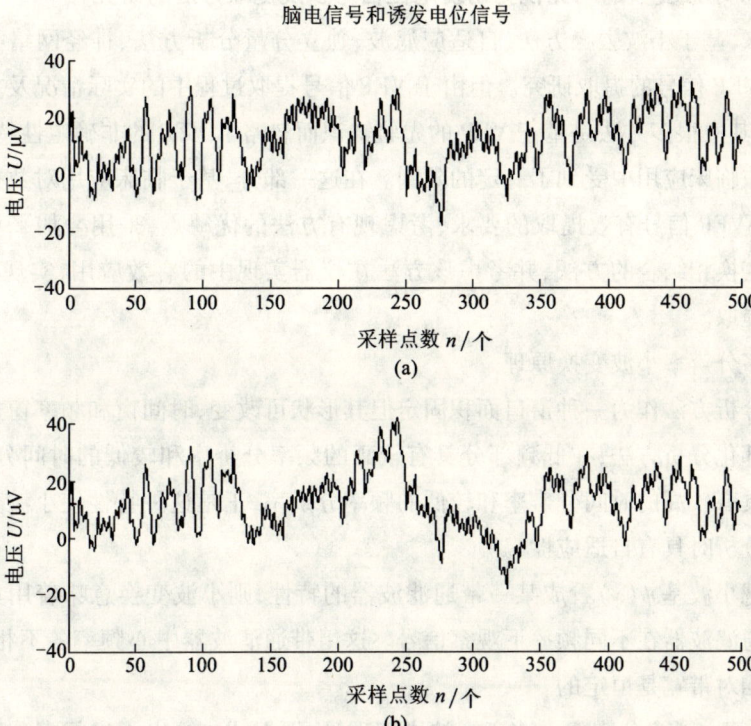

图 2.16　引入的脑电信号和实测诱发电位信号

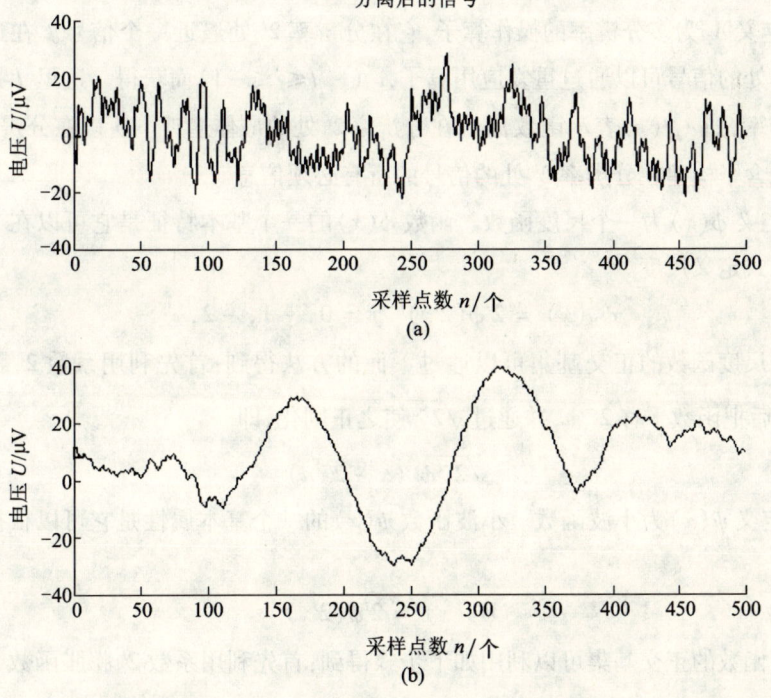

图 2.17　分离出的噪声和诱发电位信号

3. 基于小波变换的闪光视觉诱发电位信号少次提取方法的研究

近年来,基于小波去噪方法、自适应滤波、独立分量分析方法、神经网络等方法已经被用于 VEP 信号的提取研究。但由于 VEP 信号提取过程中的实际情况及方法本身的局限性,其中很多方法是基于 VEP 的先验知识而忽略了 VEP 的非确定性特点,因而这些方法在临床应用中受到了一定的限制。在这一部分,基于临床应用对数据处理的实时性和 FVEP 信号有效提取的要求,考虑现有方法的优缺点,采用叠加平均和多分辨率小波变换相结合的方法,并考虑该方法在仪器实现中的有效应用,实现 FVEP 信号的少次提取。

(1) 多分辨率小波变换原理

小波分析方法作为一种窗口面积固定但其形状可改变、时间窗和频率窗也可改变的时频局部化分析方法,在低频部分具有较高的频率分辨率和较低的时间分辨率,在高频部分具有较高的时间分辨率和较低的频率分辨率,正是这种特性使小波变换在对信号进行分析时具有自适应性。

如果把小波基 $\psi(x)$ 看成某一带通滤波器的特性,则小波变换意味着用具有某一特性的带通滤波器在不同频率下观察信号。这组带通滤波器中心频率各不相同,但品质因数即相对带宽是恒定的。

Meyer 建立了多分辨率小波变换的详细理论,而 Mallat 给出了进行多分辨率信号分解的小波表示。本书仅描述多分辨率小波理论在 VEP 提取中所涉及的重要的定义和结果:

① 定义 A_{2^j} 为多分辨率的操作算子,它在分辨率 2^j 处逼近一个信号。在连续的较低分辨率处的信号可以通过重复应用算子 $A_{2^j}(-J \leqslant j \leqslant -1)$ 而获得。这里 J 指定了最大的分辨率,如 $A_{2^j}f(x)$ 表示函数 $f(x)$ 在分辨率 2^j 处的最佳逼近。所以在分辨率 2^{j+1} 处的信号包含了构建在分辨率 2^j 处的信号的所有必须信息。

② 定义 $\phi(x)$ 为一个尺度函数。函数 $\phi(x)$ 的一个基本特征是它可以在二进尺度上根据下式定义尺度。

$$\phi_{2^j}(x) = 2^j \phi(2^j x) \quad j = 0, -1, -2, \cdots \quad (2-74)$$

一个尺度函数的正交基集可以通过下面的方法得到:首先利用系数 2^j 膨胀函数 $\phi(x)$,然后把函数平移 $2^{-j}n$,并通过 $\sqrt{2^{-j}}$ 使之正则化,即

$$\sqrt{2^{-j}} \phi_{2^j}(x - 2^{-j}n) \quad (2-75)$$

③ 定义 $\psi(x)$ 为小波函数。小波函数 $\psi(x)$ 的一个基本属性是它可以根据下式定义尺度。

$$\psi_{2^j}(x) = 2^j \psi(2^j x) \quad (2-76)$$

小波函数的正交基集可以利用如下步骤得到:首先利用系数 2^j 膨胀函数 $\psi(x)$,然后把函数平移 $2^{-j}n$,并通过 $\sqrt{2^{-j}}$ 使之正则化,即

$$\sqrt{2^{-j}}\psi_{2^j}(x-2^{-j}n) \qquad (2-77)$$

利用上述尺度函数和小波函数集应用 Mallat 算法可以把信号分别分解为逼近信号和细节信号。

④ 逼近信号：在分辨率 2^j 处的函数 $f(x)$ 的离散逼近可以通过与尺度函数做卷积得到，即

$$C_{2^j}f(x)=\langle f(x),\phi_{2^j}(x-2^{-j}n)\rangle \qquad (2-78)$$

式中，$\langle\ ,\ \rangle$ 代表两个函数的内积。

这样，操作算子 C_{2^j} 在分辨率 2^j 处产生一个信号的逼近形式，它具有低通滤波器的效果。

⑤ 细节信号：当一个信号的尺度从 2^{j+1} 变到 2^j 时，会有一残余信号。这个剩余部分可以通过 $f(x)$ 与小波函数的伸缩和平移形式的卷积提取出来作为在分辨率 2^j 处的细节信号。即

$$D_{2^j}f(x)=\langle f(x),\psi_{2^j}(x-2^{-j}n)\rangle \qquad (2-79)$$

这样 D_{2^j} 算子连续产生了信号的细节部分，它具有带通滤波器的效果。

总之，上述定义的多分辨率小波变换可以认为把人们所感兴趣的信号分别分解为逼近部分 C 和细节部分 D。在频域中，小波变换把频率组成分解为一个低通成分，而剩余信号通过一系列的正交带通函数被分解成独立的频率通道。

利用多分辨率小波变换实现 VEP 信号的有效提取，实际上就是利用了小波变换的分频能力保留有用信息成分，抑制或滤除其他频带的信息成分，即可达到去除噪声的目的，实现 VEP 信号的有效提纯。

（2）基于叠加平均和小波变换技术的视觉诱发电位信号少次提取方法研究

前面已述及，目前 VEP 信号提取的方法常用叠加平均的方法，但有其局限性。而多分辨率小波变换由于其多分辨率的特性，可以实现 FVEP 信号的有效提纯。但在实际应用中，由于 FVEP 信号比脑电信号更微弱，单次提取使得 FVEP 信号完全淹没在以脑电信号为主的强噪声环境中，因而利用多分辨率小波变换很难实现精确的 FVEP 信号的提取。所以考虑把叠加平均和多分辨率小波变换相结合，首先利用叠加平均方法进行若干次的叠加，由于叠加平均方法与叠加次数的平方根成正比，因此开始几次的叠加可以显著改善信号质量；然后进一步利用多分辨率小波变换实现 FVEP 信号的提纯。

1）小波基的选择

与标准的傅里叶变换相比，小波分析中所用的小波函数具有不唯一性，即小波函数 $\psi(t)$ 具有多样性。当选用不同的小波函数分析同一个问题时，可能会产生不同的结果。因此，进行小波分析时，小波基的选择是一个十分重要的问题，但目前仍没有较好的方法，主要是通过小波分析方法处理信号的结果与理论结果的误差来判断小波基

的好坏,并由此选定小波基。考虑标准视觉诱发电位的形状,选择与其相似程度较好的 db6 作为小波基,如图 2.18 所示。

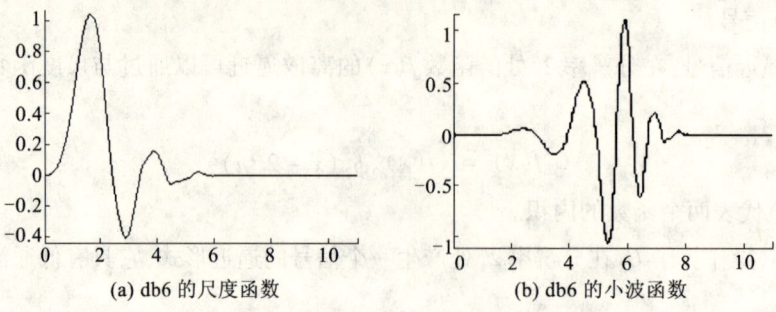

(a) db6 的尺度函数　　　　　(b) db6 的小波函数

图 2.18　db6 的尺度函数和小波函数

2) 小波分解层级的选择

在实际应用中,采用采样频率 $f_s = 500$ Hz 的信号,根据采样定理可认为信号的最高频率为 $f_s/2 = 250$ Hz。利用 Mallat 算法,对采样得到的闪光视觉诱发电位信号进行 8 级小波分解,则信号的整个频带被分解成 9 个子频带,设这些子频带对应的子带信号分别为 d1、d2、…、d8 和 a8。考虑视觉诱发电位的频带范围,取 d4 ~ d8 和 a8 子带的信号进行小波重构,从而得到降噪提纯后的闪光视觉诱发电位信号。

3) 算法步骤

利用多分辨率小波变换时频域分辨率的特点,并考虑 FVEP 和背景 EEG 噪声的不同时频特征,按照下述步骤实现在强噪声 EEG 背景下的微弱 FVEP 信号的有效提纯。

① 利用由发光二极管阵列组成的眼罩发出频率为 1 Hz 的闪光刺激信号,在两枕骨处、发际和眉心处分别放置电极(发际处电极为参考电极,眉心处电极为地电极),放置在头皮两枕骨处的电极用来拾取 VEP 信号和背景 EEG 信号的混合信号,采集的信号经过高放大倍数的放大器放大后,通过 A/D 转换为数字量储存到计算机中。

② 记录 10 次的闪光刺激 VEP 和 EEG 混合信号后,进行叠加平均处理,得到一经过初步处理后的信号,记为 $x(t)$,该信号比单次提取信号的信噪比有了很大的提高,但还不足以有效提取微弱的 FVEP 信号。

③ 对 $x(t)$ 进行 8 级多分辨率小波分解,选取 d4 ~ d8 和 a8 子带的信号,而令其他子带的信号为零。

④ 利用上述选取的子带信号和小波重构算法实现信号的重构,得到一新的信号,记为 $s(t)$,该信号即为经过叠加平均和多分辨率小波变换提纯得到的 FVEP 信号。

4) 实验验证

利用本文研制的颅内压无创综合检测分析仪按照算法步骤①检测记录 FVEP 与

EEG 的混合信号。记录 10 次闪光刺激对应的信号后，按上述步骤首先进行叠加平均处理，得到信号 $x(t)$，然后对其进行 8 级小波分解，并选取上述算法所述信号进行重构，得到信号 $s(t)$，如图 2.19 所示。图 2.20 所示为用不同方法处理临床实测数据得到的闪光视觉诱发电位波形，其中图 2.20a 所示为使用叠加平均算法叠加 10 次所得的闪光视觉诱发电位波形；图 2.20b 所示为按算法步骤③所述，在图 2.20a 所示波形的数据基础上，利用图 2.19 所示多分辨率小波变换方法，进一步处理得到的闪光视觉诱发电位波形；图 2.20c 所示为使用叠加平均算法叠加 45 次所得到的闪光视觉诱发电位波形。

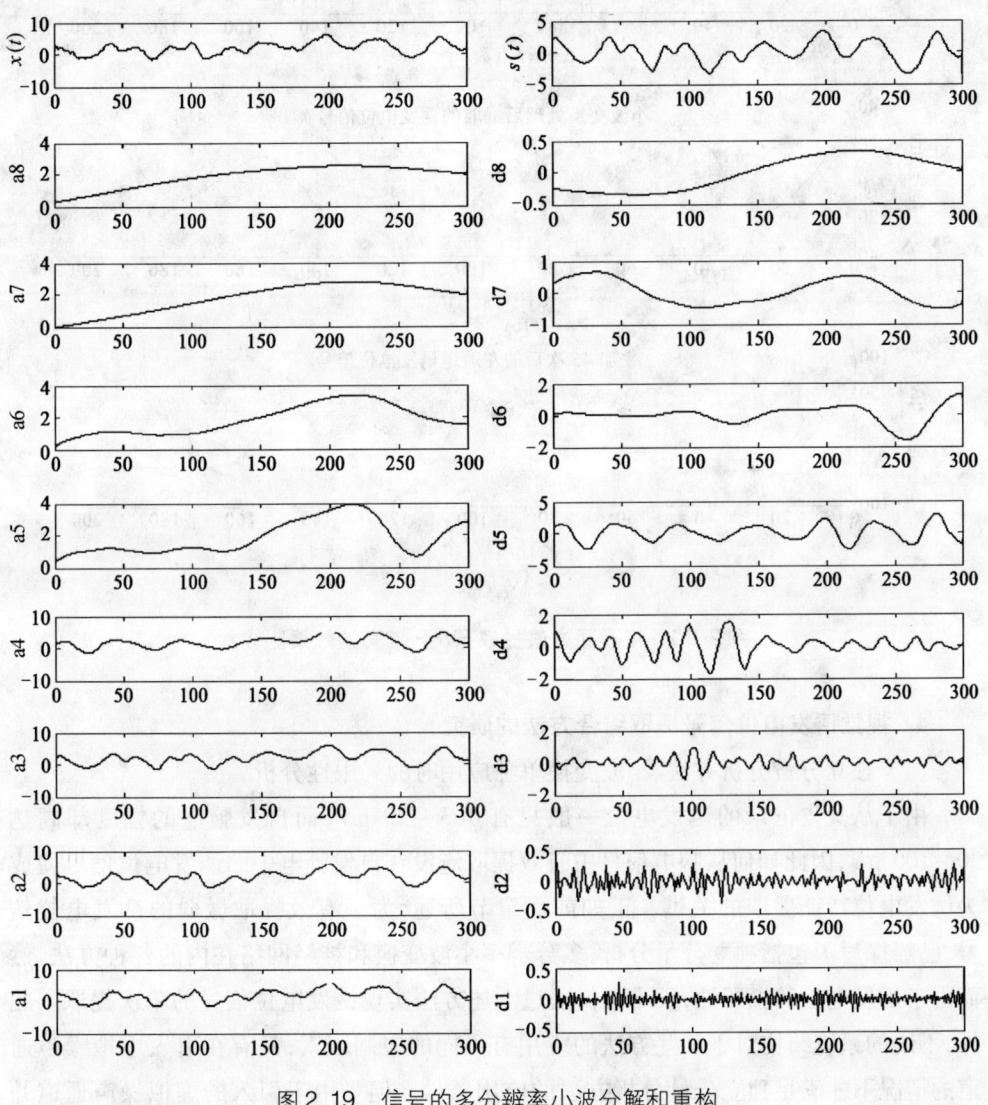

图 2.19 信号的多分辨率小波分解和重构

由图 2.20 可以看到,利用小波变换和叠加平均相结合的技术可以获得很好的闪光视觉诱发电位信号的提纯效果。在临床应用上,可以实现仅进行少次的闪光刺激就可以获得较好的闪光视觉诱发电位波形,从而可以比较准确地实现 N2 波的定位,因而有望在基于闪光视觉诱发电位的颅内压无创检测的 FVEP 信号少次提取中获得较好的应用。

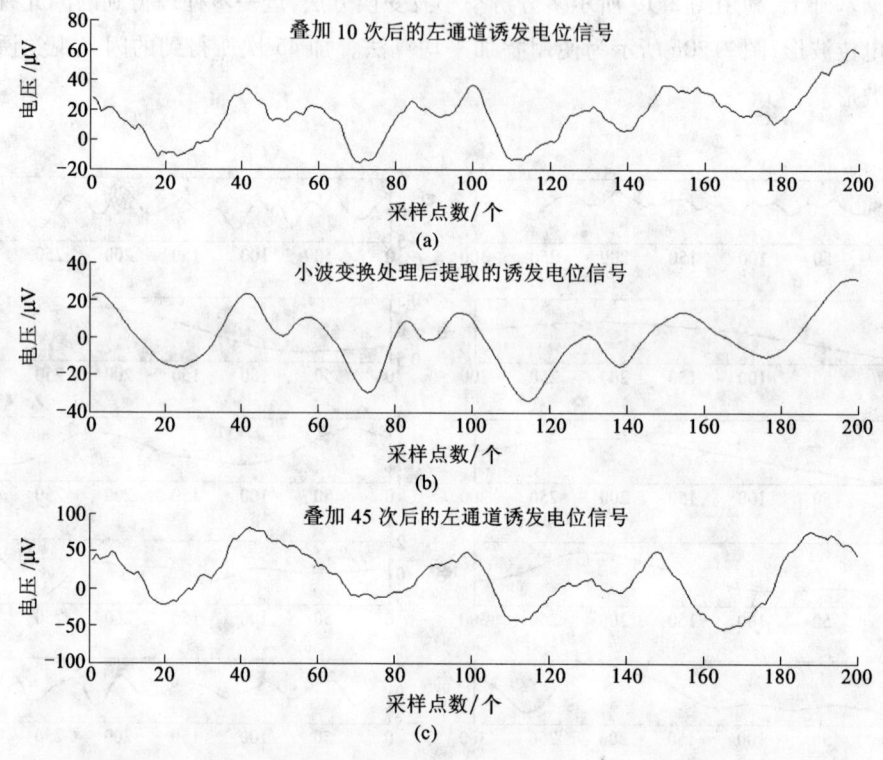

图 2.20 用不同方法提取 FVEP 信号的效果比较

4. 视觉诱发电位信号提取综合方法的研究

(1) 独立分量分析方法、小波变换单独应用时的局限性分析

由于从头皮记录的诱发电位一般只有 0.3~20 μV,而自发脑电的幅度却高达 30~100 μV,因此如何从脑电信号中有效提取淹没在自发脑电中的诱发电位信号便成为诱发电位特征提取的关键。正如前面章节所述,为了有效提取微弱的诱发电位信号,已经探讨了包括独立分量分析、多分辨率小波变换和神经网络在内的各种方法,然而由于诱发电位的微弱性,很难仅仅通过上述方法实现诱发电位信号的单次提取。此外,不同的系统结构对于某些方法的应用有不同的限制因素,只有在引入虚拟噪声通道的情况下才满足独立分量分析方法的应用条件。但是由于引入的虚拟噪声通道并不是与视觉诱发电位同时进行采样的,因而不能与实际噪声完全匹配,甚至不匹配,因而影响甚至限制了视觉诱发电位信噪比的提高,降低了视觉诱发电位信号的单次提取

效果。多分辨率小波变换通过将信号分解到各个不同的频段,然后剔除包含噪声的频段而重构信号以达到去噪的目的,但如果信号本身的信噪比较小,信号噪声频带范围很广,则利用多分辨率小波变换实现视觉诱发电位信号的少次提取的效果将会下降。在前面部分也讨论了单独利用叠加平均方法提取闪光视觉诱发电位信号的不足之处。因此,在分别研究不同方法应用于闪光视觉诱发电位信号提取的优缺点的基础上,将不同方法的优点有机结合起来,形成闪光视觉诱发电位信号提取的综合分析方法,以实现闪光视觉诱发电位信号的少次提取。

(2) 闪光视觉诱发电位信号综合提取方法

图 2.21 所示为闪光视觉诱发电位信号综合提取方法的原理框图。该方法综合了独立分量分析方法、叠加平均、多分辨率小波变换方法应用于闪光视觉诱发电位信号提取的优点,首先利用基于虚拟噪声通道的独立分量分析方法对由枕骨处电极获取的信号进行初步的消噪处理,然后进行少次的叠加平均处理,在这两步的基础上利用上述的多分辨率小波分解、重构方法进行闪光视觉诱发电位信号的提取,可以有效地获取左右枕骨处的闪光视觉诱发电位信号。

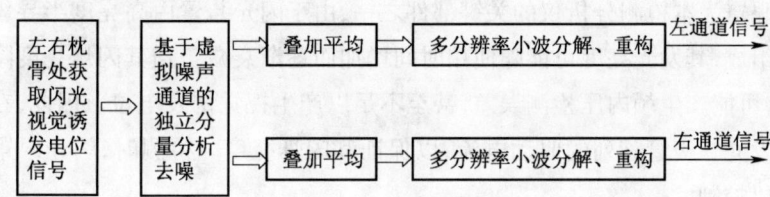

图 2.21 闪光视觉诱发电位信号综合提取方法的原理框图

2.3 基于FVEP的颅内压无创综合检测分析仪器系统研究

利用闪光视觉诱发电位 FVEP 的 N_2 波与颅内压之间的相关关系,研制成功了"颅内压无创综合检测分析仪"的 FVEP 检测功能并进行了临床试验。逐渐推广的临床应用验证了由本仪器所测得的颅内压无创检测值与开颅得到的有创颅内压检测值之间具有极高的相关性,从而保证了本仪器在临床应用中的可行性和一致性。该仪器通过闪光视觉诱发电位特征波形的有效提取,自动确定 N_2 波,并可计算出 N_2 波对应的潜伏期,利用 FVEP 中 N_2 波的潜伏期与 ICP 之间的对应关系,得到当前颅内压值,从而为医生临床诊断提供依据。需要注意的是,由于颅内压增高只与 FVEP 各波潜伏期的变化有关,而各波幅值变化并没有确定的规律可循,所以有时需要在仪器自动检测结果的基础上由临床医生做适当的修正,以获取更准确的临床颅内压诊断值。

2.3.1 仪器系统的组成

1. 硬件组成

颅内压无创综合检测分析仪的 FVEP 检测功能通过数据采集卡上的定时计数器输出一定脉宽和一定频率的脉冲信号,刺激眼罩按一定的脉宽和频率闪光,利用放置在左右枕骨上的电极提取闪光视觉诱发电位信号,然后通过放大器放大后进入数据采集卡转换为数字信号,在计算机上进行显示、保存、回放、分析等操作,得到临床所需的左右视觉通路的闪光视觉诱发电位波形中的 N_2 波潜伏期的时长,然后利用该时长与颅内压的线性相关性,间接检测颅内压值,从而实现颅内压的无创检测。

颅内压无创综合检测分析仪的 FVEP 检测功能的硬件系统原理框图如图 2.15 所示。硬件主要包括闪光眼罩、放置在枕骨上的两电极及放置在额前的地电极和两耳处的参考电极(或者利用放置在额前发际处的电极作为参考电极、利用放置在眉心处的电极作为地电极)、电极连接线、两通路放大模块、数据采集卡以及计算机、显示器,并可根据需要配置打印机。

闪光眼罩为本检测分析仪的关键部件之一,由于闪光装置由高亮度半导体发光二极管阵列组成,其发光亮度可能随使用时间增加而逐渐衰减。当其闪烁亮度降低到一定程度时,可能产生颅内压检测误差,甚至不足以产生视觉诱发电位。因此,在使用时必须注意发光二极管阵列的驱动电流,以保证其闪烁亮度。检测时,闪光眼罩闪光频率由计算机控制。

检测电极可使用检测脑电图的桥式电极或盘状电极。电极的放置位置如图 2.15 所示,放置在两枕骨位置 O_1、O_2 处的电极用来获取两路视觉诱发电位信号;另有一个电极放置在 FP 位置处,用来作为地电极,另外使用了两个耳电极 A_1 和 A_2 作为参考电极(或者利用放置在额前发际处的电极作为参考电极,利用放置在眉心处的电极作为地电极)。

颅内压无创综合检测分析仪硬件系统的基本原理:闪光视觉诱发电位信号经导联电极采集,通过放大器放大后进入数据采集卡,转化为数字量,通过 PCI 接口进入计算机系统,为软件系统提供闪光视觉诱发电位数据。

本仪器系统使用了两路调理电路,用来调理由放置在 O_1、O_2 位置的电极所采集到的闪光视觉诱发电位信号。该调理电路带宽为 1~300 Hz,共模抑制比 CMRR 达到了 126 dB,放大倍数为 20 000 倍。

使用的 A/D 转换器包括 16 路模拟量输入通道,可以采用双端输入或单端输入方式。双端输入时可采集 8 路模拟输入信号,单端输入时可采集 16 路模拟输入信号。

2. 软件功能

图 2.22 所示为"颅内压无创综合检测分析仪"的软件功能框图。

图 2.23 所示为该仪器软件系统的界面。利用闪光视觉诱发电位与颅内压之间的

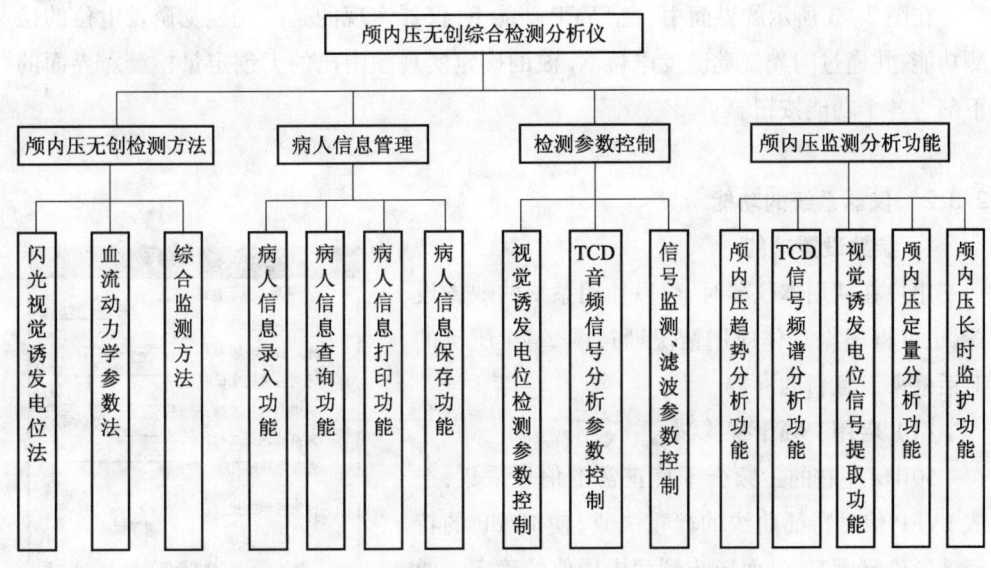

图 2.22　颅内压无创综合检测分析仪的功能框图

线性相关关系,并根据目前使用的此类仪器的优缺点和目前信号处理理论的发展水平,研制基于现代信号处理理论的闪光视觉诱发电位信号的少次提取技术,提高对闪光视觉诱发电位 N_2 波的自动判别能力以及对不同病症引起的颅内压升高判别的准确性。由于系统采用了先进的计算机硬件技术、软件技术、信号的智能获取技术和信号处理技术,使得本仪器的功能更加全面,更具有柔性和扩展性,在性能上具有更高的重复性和趋势一致性,可为临床医生提供更多、更准确的临床诊断信息。

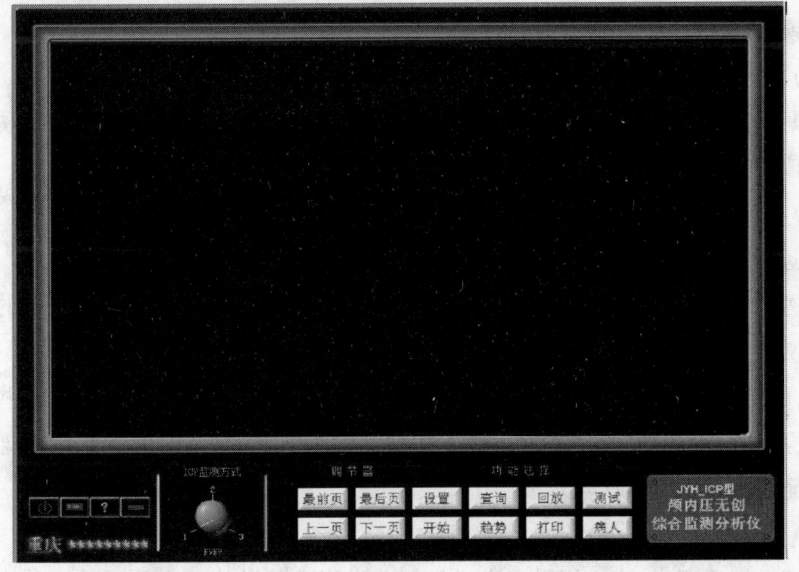

图 2.23　颅内压无创综合检测分析仪的界面

在图 2.23 所示的界面中,在 FVEP 功能下,仪器实现的是闪光视觉诱发电位的检测功能,并通过闪光视觉诱发电位 N_2 波的确定实现颅内压的无创定量检测。界面的下部为各个功能按钮。

2.3.2 仪器系统的功能

1. 参数设置功能

用户在使用本仪器时,可以使用系统的缺省设置,也可以根据具体应用情况通过图 2.24 所示的对话框来设置新的参数。

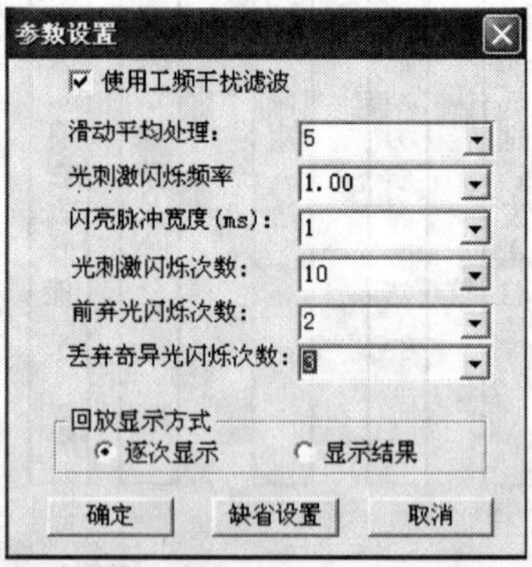

(1) 启用工频干扰滤波

50 Hz 左右的工频会干扰正常的信号采集,造成 FVEP 信号特征曲线的严重失真,使 FVEP 的特征波形确定困难,进而影响到颅内压值的确定。通过数字滤波能够在一定程度上抑制干扰。

图 2.24 参数设置对话框

(2) 滑移平均处理

高频干扰在一定程度上也会影响正常的信号采集,使特征曲线被叠加上许多"毛刺",给最终颅内压值的确定带来不便。通过适当的滑动平均处理,可以在不改变特征曲线重要特征的前提下,使曲线的"毛刺"减少而变得比较光滑,以便系统或操作者能够快速移动光标,准确定位 N_2 波峰点,获得正确的 N_2 波潜伏期,进而确定颅内压值。

(3) 光刺激闪烁频率

根据不同的临床需要,可以通过控制数据采集卡上的定时计数器来调节诱发光源的闪烁频率。

(4) 闪光脉冲宽度

根据不同的临床需要,可以通过控制数据采集卡上的定时计数器来调节诱发光源的闪光脉冲宽度。

(5) 光刺激闪烁次数

根据不同的临床需要,可以调节每次颅内压检测时诱发光源的闪烁次数。根据闪光视觉诱发电位信号提取时使用的方法不同,可实现闪光视觉诱发电位信号的少次提取。本仪器也可以使用叠加平均技术来实现闪光视觉诱发电位信号的提取。在一般情况下,可使用本仪器的少次提取方法,选取光刺激闪烁次数为 10,但对于某些病人在颅内压检测时有用信号幅值非常小或干扰特别大的情况时,选取的光刺激闪烁次数应根据情况取较多的刺激次数。

(6) 前弃光刺激闪烁次数

在颅内压检测时,病人视觉通道对最初几次闪光刺激的反应与对随后若干次闪光刺激的反应有所不同,一般闪光 3~6 次以后反应趋于稳定。为保证闪光后采样数据的一致性,建议丢弃最前面的 1~6 次闪光的采样数据。

(7) 奇异丢弃光刺激闪烁次数

在颅内压检测过程中,病人眼球转动、电极移动、诱发光源移动以及各种电磁干扰都可能造成某一次或某几次采样数据异常,而与大多数正常的采样数据有差别。

为保证采样数据的一致性和高可信度,尽量减小测量误差,宜丢弃与全部采样数据的总体趋势依次相差最远的若干次奇异采样数据。

(8) 回放显示方式

在回放的时候,可以选择"逐次显示"方式,即把每次刺激所得的闪光视觉诱发波形逐次显示出来,最后显示视觉诱发电位信号提取的结果;也可以选择"显示结果"方式,这时不显示每次得到的视觉诱发电位波形,而直接显示提取出的闪光视觉诱发电位波形。

2. 闪光视觉诱发电位的测量与记录

根据闪光视觉诱发电位信号测量过程中可能存在的各种干扰源,利用屏蔽和接地等措施来防止电场和电磁场的干扰;利用陷波措施消除采样信号中的 50 Hz 工频干扰;利用光电隔离电路隔离模拟电路和数字电路,减小噪声串扰;采用差模输入方式提高放大装置抗共模噪声的能力。

此外,在仪器使用过程中,通过保证电源、机壳和病人接地可以有效地减小干扰。洗净病人的头皮,选择优良电极,电极定期氯化等,亦可起到抑制干扰的作用。

根据脑电信号采集时使用的定位方式,按照国际 10 - 20 系统(international 10 - 20 system)标准放置桥式电极或盘状电极(本仪器使用盘状电极),采集能够反映视通路信息的两路枕骨信号,然后通过视觉诱发电位信号放大器和数据采集卡把视觉诱发电位信号采集到计算机并进行显示和保存操作。

闪光视觉诱发电位数据采集完毕以后,可以对该信号进行回放操作,还可通过设定不同的显示控制方式进行不同的通道组合显示方式来显示闪光视觉诱发电位波形,并可以选择逐次显示方式或直接显示闪光视觉诱发电位信号的提取结果方式,从而给医生提供一个灵活的观察病人闪光视觉诱发电位波形的方式。

当打开图 2.23 所示的界面后,按下电源按钮,将弹出图 2.25 所示的用户口令输入对话框,输入正确口令后即可使用本仪器。

按下图 2.23 所示界面中的"病人"按钮,可打开图 2.26 所示的病人信息录入对话框,在对话窗口中输入完整信息,病人以病员的检查号为唯一的识别标志。在"FVEP"功能下,按"提交"按钮即可创建检查记录,并把该记录保存到病人数据库中,同时开始检测闪光视觉诱发电位信号并将数据保存到相应的目录中,文件名为"检查号 + 记录创建的时间 + .icp"。如要取消本次操作,则可按"取消"按钮取消任务。在"FVEP"模式下,数据和病人信息会保存到 FVEP 对应的数据库和文件夹中。

3. 闪光视觉诱发电位信号波形的显示和回放

可以通过本仪器的"回放"功能查看历史记录。单击图 2.23 所示界面中的"回

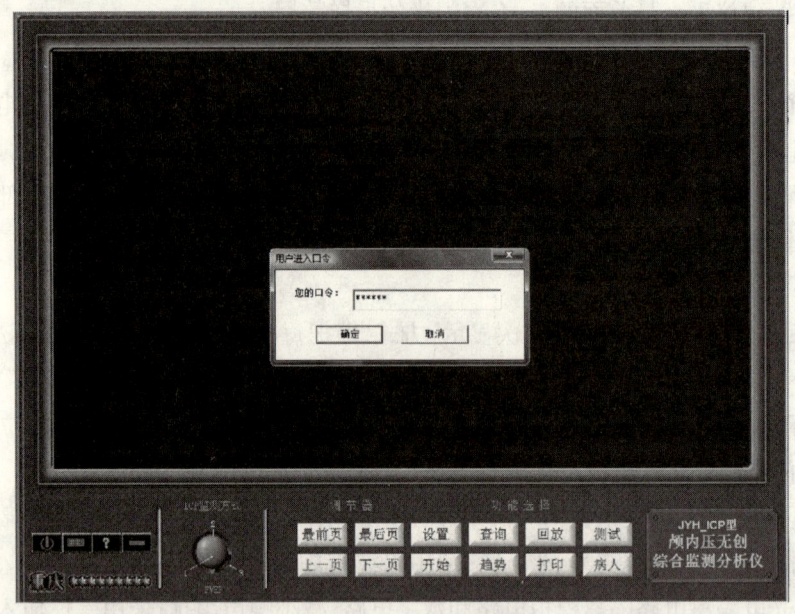

图 2.25　仪器运行时的用户口令输入

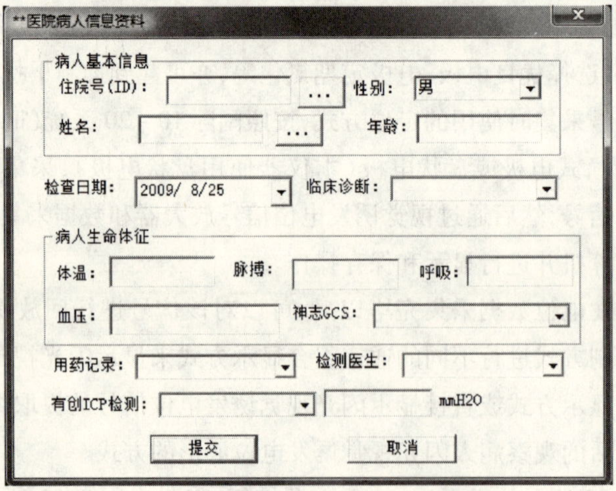

图 2.26　病人信息录入对话框

放"按钮,将弹出图 2.27 所示的对话框。图 2.27a 显示出本仪器已经检测过 FVEP 的病人,点击需要打开的病人所对应的文件夹,如图 2.27b 所示,选择需要回放的闪光视觉诱发电位数据文件,按下"打开"按钮,退出该对话框,闪光视觉诱发电位波形即可显示在显示器上,如图 2.28 所示。该显示功能实现了左、右通道闪光视觉诱发电位分别显示和一起显示的组合方式,且显示在同一个窗口,方便使用者观察。通过图 2.23 所示界面的"调节器"功能区中的 4 个"翻页"按钮即可实现翻页操作,从而可同时浏览逐次记录的单次闪光视觉诱发电位波形以及最后提取的闪光视觉诱发电位波形。

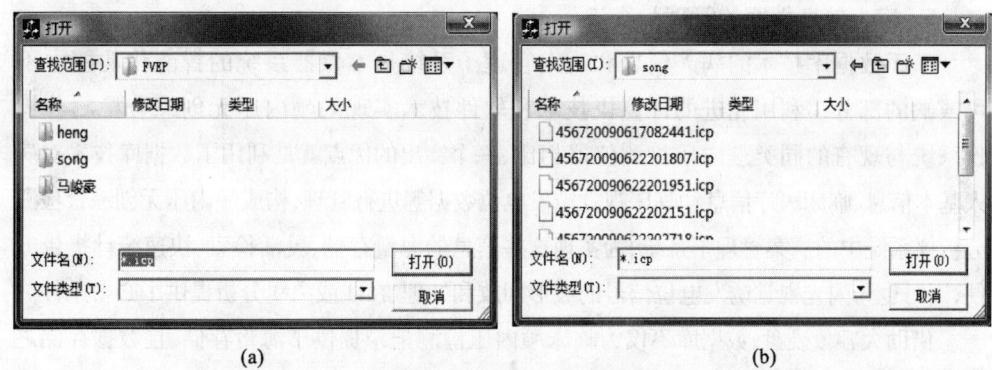

图 2.27　闪光视觉诱发电位数据文件选择对话框

4. 闪光视觉诱发电位 N_2 波潜伏期的确定及颅内压值的确定

在本仪器的软件实现过程中,通过一定的算法实现 FVEP 波形中 N_2 波的自动定位,但由于本仪器的原理是基于 FVEP 的 N_2 波潜伏期与颅内压的相关关系,在此过程中,FVEP 各波的幅值变化无规律可循,因而仅利用本仪器的自动检测结果可能会出现一定的偏差,所以本仪器设置了鼠标左键操作功能,临床医生可以根据实际情况,利用该功能进行修正操作,从而得到更准确的颅内压无创检测值。

当执行回放操作时,在参数显示区域会显示本仪器的自动检测结果。如需修正,则移动鼠标到确定的位置,按下鼠标左键,这时将在该位置出现一条红线,并在其附近显示对应的 N_2 波潜伏期的值和相应的无创颅内压值的不同表示(mmH_2O,kPa),同时在参数显示区域相应通道的颅内压检测结果将作相应调整,如图 2.28 所示。

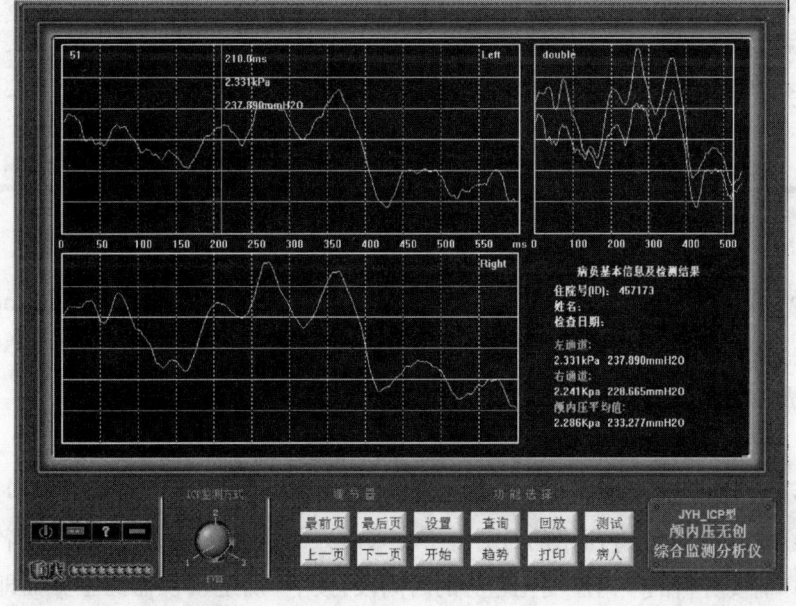

图 2.28　闪光视觉诱发电位的波形回放

5. 病人信息档案的管理和查询

基于数据库技术的病人信息和病案管理子系统是本仪器系统的智能化功能中不可或缺的部分。利用先进的计算机技术和软件技术实现的颅内压无创综合检测分析仪系统与现有的同类颅内压检测仪器相比,一个突出的优点就是利用了数据库技术对病人基本信息、临床医疗信息和临床视觉诱发电位数据等进行管理,构成颅内压无创综合检测分析仪系统中的病案管理子系统,为实现这些信息的海量存储、灵活检索、快速统计提供方便,同时也为闪光视觉诱发电位信号的波形回放和处理、在线或离线分析提供了必要条件。

借助大容量硬盘,数据库不仅为临床颅内压检测记录提供了海量存储,且数据存储之后,可以很方便地调用,进行波形回放、编辑及利用各种分析方法从闪光视觉诱发电位波形中获取尽可能多的有用信息。

本仪器系统主要有病人信息和病案管理两大功能,可以通过仪器界面上的"病人"按钮和"查询"按钮分别进入"新病员登记入库"和"病员信息检索"界面,新病人信息录入界面如图2.26所示。病案管理是本仪器数据管理子系统的基本功能,本系统根据实际使用的特点,设置了多种检索途径,可按"住院号"、"病人姓名"、"检查医师"、"检查日期"和"时间段"进行检索。病员信息检索界面如图2.29所示。

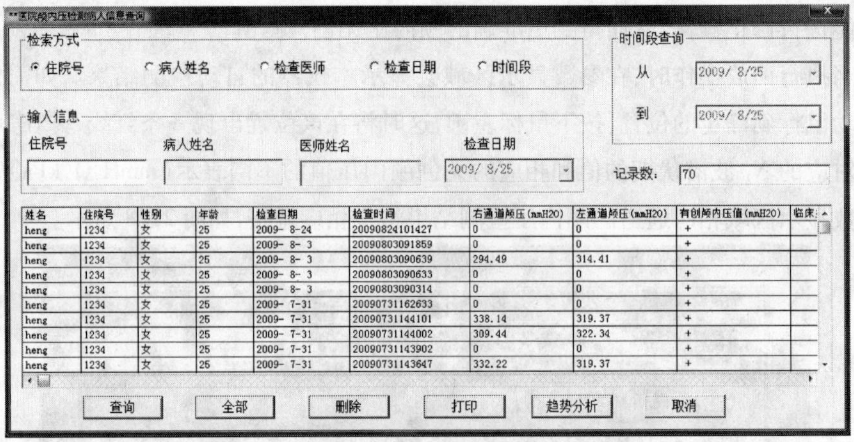

图 2.29 病人信息查询功能

图 2.29 中的"检查日期"对应栏为病人某个记录的时间,双击该时间,即可通过查询功能直接打开病人的闪光视觉诱发电位检测信号,实现回放功能。

6. 颅内压变化趋势分析

在"FVEP"模式下,某个病人每次检测的颅内压值都被记录到数据库中,单击图2.23所示的"功能选择"区中的"趋势"按钮则弹出图2.30所示的对话框,同时该按钮变为"显示"。在图2.30所示的对话框中输入病人的姓名和住院号(以防重名现象出现),选择需要分析的颅内压变化趋势的时间段,按下"确定",仪器的主界面即显示该病人的颅内压变化趋势分析,如图2.31所示(图2.31所示数据非临床实测数据,仅为示例数据)。此时,按下"显示"按钮,仪器主界面又回到显示功能,这时可以执行回放和检测等操作,该按钮又变为"趋势"状态。

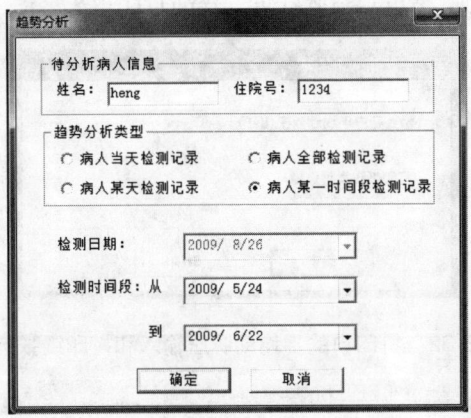

图 2.30　FVEP 检测方式下颅内压变化趋势分析对话框

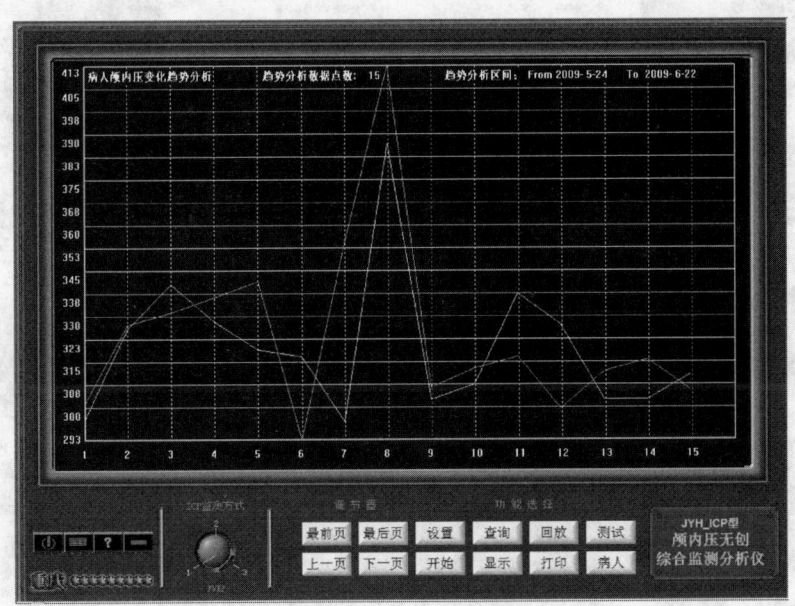

图 2.31　FVEP 检测方式下颅内压变化趋势分析

7. 颅内压检测报告的打印

本仪器提供了检测报告打印功能。"FVEP"模式下,单击图 2.23"功能选择"区中的"打印"按钮,弹出图 2.32 所示打印前的"平均动脉压与打印选择"对话框。如果要在检测报告中显示脑灌注压,则在图 2.32 所示对话框的"输入颈内平均动脉压(MAP)"对应栏内输入 MAP 值,然后选择打印纸的输出方式(本仪器提供了两种打印纸输出方式：B5 和 A4），最后按"确定"按钮；如果不需要在报告中显示脑灌注压，则按图2.32中的"取消"按钮。弹出的打印预览窗口如图2.33所示，按下图2.33左上角的"打印(P)..."，则可输出与预览结果一样的打印报告。

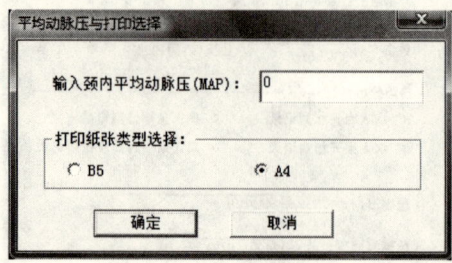

图2.32　打印前的平均动脉压输入和打印纸张选择

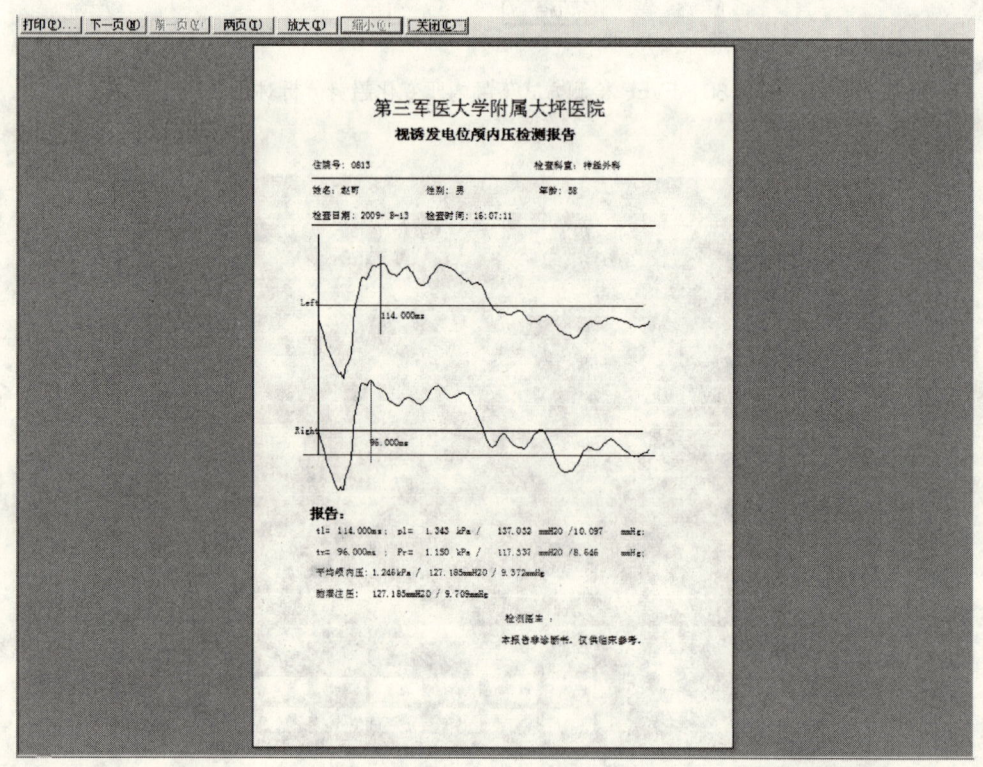

图2.33　打印预览功能

2.3.3　仪器系统的临床应用

1. 临床试验方案

（1）试验范围

颅内压无创综合检测分析仪适用于神经外科、神经内科的颅内压增高患者。患者无视神经疾病、白内障、失明和眼底出血症状。

（2）产品的适应证或功能

本产品适用于颅脑外伤、脑积水、颅内肿瘤、脑出血（量大）等神经外科疾病和脑出血、脑膜炎等神经内科疾病引起的颅内压增高的检测。

（3）临床试验的项目内容和目的

① 与开颅直接压力测定进行对比，验证颅内压无创检测分析仪检测颅内压的有效性。

② 观察检测过程中可能出现的任何不适反应，评价颅内压无创检测分析仪临床应用过程中的安全性。

（4）总体设计（包括成功和失败的可能性分析）

1）入选病例标准

① 临床判断可能存在颅内压增高的颅脑外伤、各种脑部疾病患者。

② 进行脑室法颅内压检测和颅内压无创检测仪检测。

2）排除标准

① 有明显心、肺、肝、肾、凝血功能障碍及重症全身感染的患者。

② 患者因烦躁或其他原因不能有效配合检查的。

③ 怀孕期妇女。

④ 患有眼科疾病者。

3）试验方案

试验采用对患者两种检测结果进行自身对照的方法进行，具体方案如下：

① 确认病例符合入选标准和排除标准。

② 向患者及其家属说明、解释试验过程及试验对患者存在的可能有益和有害影响，签署患者知情同意书。

③ 严格按仪器说明书中的操作说明对患者进行颅内压无创检测，通过打印报告或记录原始数据的形式获取所测颅内压数据的原始记录。

④ 按规范性开颅检查要求进行开颅，直接检测颅内压力，同时用本设备无创检测方法检测。完成后将数据填入临床观察记录表，供试验完成后统计分析用。

⑤ 严格观察并记录检测前、检测中及检测后（至少 24 h）患者出现的任何不适反应，并按有关规定报告相关管理部门。

⑥ 试验全部结束后，对相应数据进行统计分析，评价仪器的有效性和安全性。

4）可行性分析（成功和失败的可能性分析）

① 颅内压无创综合检测分析仪检测颅内压使用的是闪光刺激视觉诱发电位的基本原理和技术，对病人进行检测的过程和闪光刺激视觉诱发电位检测完全相同，闪光刺激视觉诱发电位检测现在已是成熟的常规技术，除在闪光刺激开始时有可能不适应外，不会给患者带来不适，因此安全性可得到保障，也容易让患者接受该项检测。

② 脑室法颅内压监护为有创性检查,可能有一些并发症。但患者行脑室外引流的主要目的是缓解颅内压、引流血性/炎性脑脊液,并进行颅内压监测,是目前神经外科公认的颅内压监测金标准。监测只是一种手段,目的是引流的同时根据颅内压高低指导临床用药及治疗方式,只要把握好穿刺技巧和接管时间,能有效控制穿刺道出血和颅内感染。

（5）临床评价标准

以脑室法 ICP 检测为金标准,颅内压无创综合检测分析仪获得的颅内压数值与开颅直接检测获得的数值一致(颅内压无创检测与颅内压有创检测的平均相对误差应小于 20%)为有效。

不良反应以仪器检测过程中发生的不良事件为依据计算发生率。

（6）临床试验持续时间及其确定理由

按照《医疗器械临床试验管理方法》的要求,临床试验持续时间为三个月。考虑临床相关疾病的发生率和患者接受检测可能性的影响,临床试验持续时间应为半年较合适。

（7）每种病临床试验例数及其确定理由

按照《医疗器械临床试验管理办法》的要求,临床试验在每家医院试用的患者不少于 50 例。每家医院 50 例患者可满足临床疗效判断和统计学处理要求。因此确定每家医院临床试验病例数为 50。

（8）选择对象范围(包括必要时对照组的选择)、数量及选择理由

神经外科应以颅脑外伤、颅内肿瘤、脑出血、脑积水等弥漫性颅内压增高的病种为主。根据仪器检测原理,弥漫性颅内压增高患者的颅内压可在无创检测中得到最好的反映。弥漫性颅内压增高的患者行脑室法 ICP 监测是绝对适应证,可以增加患者治疗过程的安全性。

（9）副作用预测及应当采取的措施

可能出现的副作用有交叉感染、眼睛对闪光刺激的不适反应、记录电极部位的不适反应等。应采取的措施有：

① 要求仪器在使用过程中电源接地良好。

② 使用前用医用酒精擦拭检测电极进行消毒,也可使用一次性电极针,避免交叉感染。

③ 向患者充分说明检测过程,争取患者的配合。

④ 严格按使用要求及操作说明实施。

（10）临床性能的评价方法和统计处理方法

颅内压无创检测分析仪获得的颅内压数值与脑室法检测获得的数值一致(无创颅内压检测与有创颅内压检测的平均相对误差应小于 20%)为有效。

不良反应以仪器检测过程中发生的不良事件为依据计算发生率。统计处理方

法为：

① 以百分比表示有效率，并以此为基础计算颅内压无创检测分析仪检测颅内压的特异性、敏感性、阳性似然比等指标，对仪器性能进行评价。

② 计算配对无创颅内压值与有创颅内压值的相关系数，并检验其相关系数的统计学意义。

③ 对无创颅内压值与有创颅内压值进行配对 t 检验，观察其有无显著性差异。

2. 临床试验结果

（1）临床一般资料（病种、病例总数和病例的选择）

每个医院临床试验病例总数为 50 例，患者无视神经疾病、白内障、失明和眼底出血症状。其中西南医院男 27 例，女 23 例，平均年龄 44 岁（9～80 岁），病种包括脑出血患者 19 例，脑干肿瘤术后 7 例，小脑肿瘤术后 6 例，脑外伤 13 例，脑积水 5 例；新桥医院男 28 例，女 22 例，平均年龄为 39 岁（12～76 岁），病种包括脑出血患者 21 例，脑干肿瘤术后 2 例，小脑肿瘤术后 5 例，脑外伤 16 例，脑积水 6 例。所有患者排除：① 垂体瘤压迫双侧视觉通路者；② 明显肝功能损害（腹水、严重低蛋白血症、黄疸）者；③ 尿毒症患者；④ 严重酸中毒者；⑤ 严重白内障、青光眼、视神经萎缩者；⑥ 眼球或视神经外伤等明显影响视力者。

（2）临床试验方法（包括必要时对照组的设置）

采用自行研制的颅内压无创检测分析仪，按该产品使用说明书的要求进行操作，每位患者每隔 5 min 检测一次，共测 3 次，求其平均值，得到患者的无创颅内压值，作为一次检测的结果，用均值 ± 标准差（$x \pm s$）表示，同时记录该患者的开颅压力值。比较两者之间的一致性和相关性，验证该产品实现颅内压无创检测应用于临床的可行性和有效性。

（3）所采用的统计方法及评价方法

比较同一患者颅内压的无创检测值和有创检测值，判断它们的相关性和一致性，若两者相关且趋势一致，则证明该产品具有有效的临床实用性。统计学方法和评价方法如下：① 同一患者的有创与无创颅内压检测值用均值 ± 标准差（$x \pm s$）表示；② 进行无创颅内压检测值与有创颅内压检测值的相关性分析及配对 t 检验，并进行显著差异性分析；③ 以开颅直接检测获得的数值为金标准，颅内压无创综合检测分析仪获得的颅内压数值与开颅直接检测获得的数值一致（无创颅内压检测与有创颅内压检测的平均相对误差应该小于 20%）为有效。

（4）临床评价标准

临床试验过程中，在患者无视神经疾病、白内障、失明和眼底出血症状等该仪器规定的使用限制条件下，主要通过观察能否正确诱发出视觉诱发电位，是否给患者造成严重不适，所得到的颅内压值是否与有创颅内压值一致，同一患者的同一次检测中不同次试验之间的重复性，同一患者不同次检测的颅内压变化趋势和大小与有创颅内压的变化趋势和大小是否一致等情况综合评价该产品的安全性、有效性和可靠性。

（5）临床试验结果

按照统计方法和评价标准，得到以下结论：

① 利用颅内压无创检测分析仪检测到的颅内压无创检测值与开颅得到的有创颅内压检测值作相关性分析，表明两者呈线性相关关系（图2.34、图2.35）。相关系数（r）：西南医院 $r=0.9593$，新桥医院 $r=0.9751$。两者均大于0.9，表明两者显著相关，具有互换性。

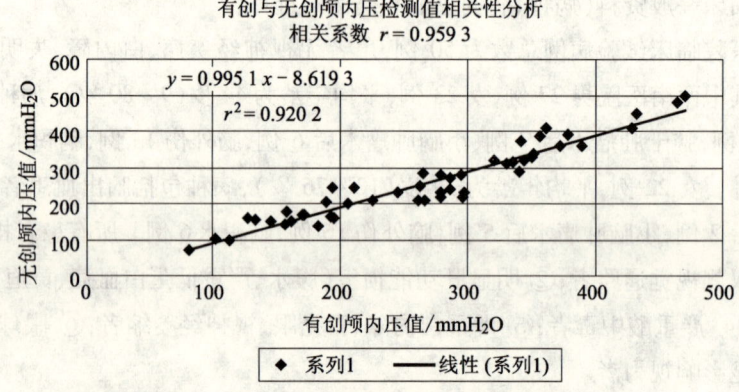

图2.34　第三军医大学附属西南医院临床数据相关性分析

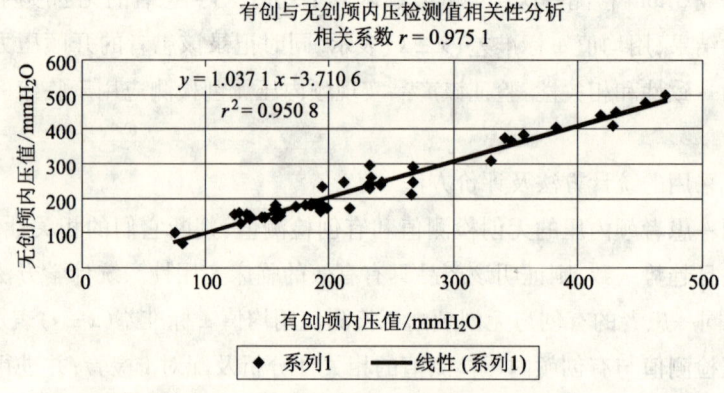

图2.35　第三军医大学附属新桥医院临床数据相关性分析

② 为了比较颅内压有创检测值与无创检测值之间的差异，进行成对数据 t 检验，取显著水平 $\alpha=0.05$，表明两者无显著性差异，利用该仪器得到的颅内压无创检测值可用于替代颅内压有创检测值应用于临床。

③ 利用该仪器所得的无创颅内压检测值与有创颅内压检测值的平均相对误差：西南医院为9.85%，新桥医院为8.32%，两者均小于10%。

(6) 临床试验结论

① 利用该仪器检测到的无创颅内压检测值与有创颅内压检测值具有很好的相关性与一致性。

② 该仪器具有很好的重复性和趋势一致性。

③ 该仪器操作简便,对不同病症的适应性较好,由于不同病症的影响而造成的颅内压无创检测结果的变化较小,基本可以忽略。

④ 该仪器的安全性和可靠性较好,试验中未见对人体不良事件的发生。

3. 讨论

目前,颅内压无创检测分析仪已经取得医疗器械产品注册证,并在多家医院和科研单位获得了临床应用。应用结果表明:所研制的虚拟式颅内压无创检测分析仪可以替代目前临床上广泛使用的有创颅内压检测方法,从而实现临床上颅内压的无创测量。临床试验也表明:本仪器所测得的颅内压值与有创颅内压值比较具有很高的一致性和重复性,两者之间的误差很小,且具有很高的稳定性和很好的趋势一致性,因而可正确反映患者颅内压的变化趋势,指导医生用药。

本章参考文献

[1] 韩哲生,曹美鸿,虞佩兰. 颅内压与颅内压增高. 兰州:甘肃科学技术出版社,1993.

[2] 张明岛,陈兴时. 脑诱发电位学. 上海:上海科技教育出版社,1995.

[3] 季忠. 脑电信号特征信息提取的时频分析方法及虚拟式脑电图仪的研制. 重庆:重庆大学,2003.

[4] York D H, Pulliam M W, Rosenfeld J G, et al. Relationship between visual evoked potentials and intracranial pressure. Neurosurgery, 1981,55(6):909-916.

[5] York D, Legan M, Benner S, et al. Further studies with a noninvasive method of intracranial pressure estimation. Neurosurgery,1984,14(4):456-461.

[6] Sjostrom A, Uvebrant P, Roos A. The light-flash-evoked response as a possible indicator of increased intracranial pressure in hydrocephalus. Childs Nerv Syst, 1995,11(7):381-387.

[7] Coupland S G, Cochrane D D. Visual evoked potentials, intracranial pressure and ventricular size in hydrocephalus. Doc Ophthalmol, 1987,66(4):321-329.

[8] Schmidt B, Czosnyka M, Klingelhofer J. Clinical applications of a non-invasive ICP monitoring method. Eur J Ultrasound, 2002,16(1/2):37-45.

[9] Guthkelch A N, Sclabassi R J, Hirsch R P, et al. Visual evoked potentials in hydrocephalus: relationship to head size, shunting, and mental development. Neurosurgery, 1984, 14(3): 283-286.

[10] 付红梅,杨德本,许可,等. 闪光视觉诱发电位对颅内压变化的评估作用. 中国临床康复, 2004,8(25): 5272-5273.

[11] 洪波,唐庆玉,杨福生,等.ICA 在视觉诱发电位的少次提取与波形分析中的应用.中国生物医学工程学报,2000,19(3):334.

[12] Squires K C. Beyond averaging: the use of discriminant functions to recognize event related potentials elicited by single auditory stimuli. Electroencephalograph clinical Neurophysiology, 1976, 41: 449-459.

[13] 徐宁寿,张建华,曹正才,等.小波变换在视觉诱发脑电信号提取中的应用——提取视觉诱发脑电信号的新方法之三.北京工业大学学报,2000,26(4):9-14.

[14] 徐宁寿,张建华,曹正才,等.内模滤波与小波分解结合用于视觉诱发脑电信号提取——提取视觉诱发脑电信号的新方法之六.北京工业大学学报,2001,27(2):143-147.

[15] Liu W Q, Francis H Y. Chan, F K. et al. Wavelet based methods for tracking the latency of evoked potentials. IEEE-EMBC and CMBEC, 1995: 1061.

[16] Makeig S, et al. Blind separation of auditory event-related brain responses into independent components. Proc Nat Acad Sci USA,1997, 94: 10979.

[17] Palaniappan R, Raveendran P, Omatu S. VEP optimal channel selection using genetic algorithm for neural network classification of alcoholics. IEEE Trans. on Neural Networks, 2002, 13(2): 486.

[18] 徐宁寿,张建华,曹正才,等.内模滤波新方法在视觉诱发电位脑电信号提取中的应用——提取视觉诱发脑电信号的新方法之四.北京工业大学学报,2001,27(2):129-135.

[19] 徐宁寿,张建华,曹正才,等.内模自适应卡尔曼滤波在视觉诱发脑电信号提取中的应用——提取视觉诱发脑电信号的新方法之五.北京工业大学学报,2001,27(2):136-142.

[20] Wei Q, Fung K S A, Chan F H Y,et al. Adaptive filtering of evoked potential with radial-basis-function neural network prefilter. IEEE Trans. on Biomedical Engineering,2002, 49(3):225.

[21] 张辉,郑崇勋.诱发电位的多通道时频相干提取算法.生物物理学报,2003,19(3):303.

[22] Heinze H J. ARMA-filtering of evoked potentials. Methods Inf Med,1984, 23(1): 29-36.

[23] 沈凤鳞,陈和晏.生物医学随机信号处理.合肥:中国科学技术大学出版社,1999.

[24] Akay M. Biomedical signal Processing. Academic Press, 1994.

[25] Demiralp T, Ademoglu A. Modeling of evoked potentials as decaying sinusoidal oscillations by prony method in proceeding. IEEE EMBS, Paris, 1992.

[26] Huasr P, Henning G. Bispectrum analysis of visually evoked potential. IEEE Engingeering in Medicine and Biology, Jan./Feb. 1997(1/2): 57-63.

[27] Thakor N V. Adaptive filtering of evoked potentials. IEEE Trans. on Biomedical Engineering, 1987, 34(1):6-12.

[28] Halil O G, Murat D, Tamer D. An RBF approach to single trial estimation. IEEE 2nd International Biomedical Engineering Days, 1998:54-56.

[29] Shen Minfen,Zhang Yuzheng, Xu Weiling. Application of normalized RBF neural network to real-time VEP signal detection in noise. Proceedings of the 5th World Congress on Intelligent Control and Automation,Hangzhou, P. R. China, June 15-19, 2004: 1614-1617.

[30] Fung K S M, Ld F K, Chan F H Y, et al. Adaptive neural network filter for visual evoked potential estimation. Neural Networks, IEEE International Conference, 27 Nov. -1 Dec., 1995, 5:2293-2296.

[31] Stephane G, Mallat A. Theory for multiresolution signal decomposition: the wavelet representation. IEEE Transactions on Pattern Analysis and Machine Intelligence. 1989, II(7):674-693.

[32] Zhang J H, Janschek K, Böhme J F, et al. Multi-resolution dyadic wavelet denoising approach for extraction of visual evoked potentials in the brain. IEE Proc. on Visual Image Signal Process, 2004,151(3):180-186.

[33] 熊新兵,陈亚光. 诱发电位提取的子空间和小波去噪复合方法. 中国组织工程研究与临床康复,2007,11(13):2430-2433.

[34] 何庆华,彭承琳,吴宝明,等. 小波变换在视觉诱发电位信号提取中的应用. 重庆大学学报,2003,26(6):78-80.

[35] Lee Y H, Kim J S, Park H S, et al. Analysis of visual evoked potentials using a wavelet decomposition algorithm. 18th Annual International Conference of the IEEE Engineering in Medicine and Biology Society, Amsterdam,1996:1001-1002.

[36] Ademoglu A, Tzanakou E M, Istefanopulos Y. Analysis of pattern reversal visual evoked potentials (PRVEP's) by spline wavelets. IEEE Transactions on Biomedical Engineering,1997, 44(9):881-890.

[37] Liu W Q, Qiu W, Chan F H Y, et al. Estimation of evoked potentials using wavelet transform based time-frequency adaptive filtering. Proceedings-19th International Conference IEEE/EMBS Chicago, IL. USA, Oct. 30-Nov. 2, 1997:1508-1510.

[38] Payam Y, Mohammad M, Ali R. Multiresolutional filtering for evoked potential estimation using wavelet transform coefficients. Proceedings of the 23rd Annual International Conference of the IEEE, Engineering in Medicine and Bilogy Society, 25-28 Oct., 2001, 2:1861.

[39] Lee Y H, Kim S I, Lee D S. Estimation of evoked potentials based on the wavelet analysis engineering in medicine and biology society, 1997. Proceedings of the 19th Annual International Conference of the IEEE,30 Oct. -2 Nov., 1997,4:1464-1467.

[40] Petrosian A, Prokhorov D, Schiffer R. Recurrent neural network and wavelet transform based distinction between alzheimer and control EEG. Proceedings of the First Joint BMES/EMBS Conference Serving Humanity, Advancing Technology, Atlanta, GA, USA, Oct. 13-16, 1998:1185.

[41] Comon P. Independent component analysis, a new concept?. Signal Processing, 1994, 36: 287-314.

[42] Bell A J, sejnowski T J. An information maximization approach to blind separation and blind deconvolution. Neural Computation,1995,7(6):1129-1153.

[43] Lee T W, et al. Independent component analysis using an extended informax algorithm for mixed sub-gaussian and super-gaussian sources. Neural Computation,1999,11(2):409-434.

[44] Makeig S. Blind separation of auditory event related brain responses into independent components. Proc Nat Acad Sci,1997,94: 1979-1984.

[45] McKeown M J. Spatially independent activity patterns in functional magnetic resonance imaging data during the stroop color naming task. Proc Nat Acad Sci,1998,95: 803-816.

[46] Lee T W. Blind source separation of more sources than mixture using over complete representations. IEEE Signal Processing letters,1999, 6(4):87-90.

[47] Amari S. A new learning algorithm for blind signal separation. Advances in Neural Information Processing Systems,1996, 8:757-769.

[48] 洪波,唐庆玉,杨福生,等.ICA在视觉诱发电位的少次提取与波形分析中的应用.中国生物医学工程学报,2000,19(3): 334.

[49] 张韫,侯晓萌,张旭.基于独立分量和功率谱分析的VEP提取.医疗设备信息,2004,19(3):10-13.

[50] Li Xiaoou,Zhang Xiaowei, Feng Huanqing. Real time extraction of visual evoked potentials. IEEE international conference Nueral Networks & signal Processing, Nanjing, China, December 14-17,2003: 1342-1345.

[51] 邱伟,徐秉铮,陈和晏.时序自适应滤波技术用于听觉诱发电位的跟踪.华南理工大学学报(自然科学版),1996,24(4): 91-95.

[52] 高育林,罗永光,李伟鹏.诱发脑电信号的滤波——基于小波分析与维纳滤波.中国医学物理学杂志,1996,13(4):250-253.

[53] 朱贻盛,殷一婷,王自明.时变脑诱发电位的单次提取和麻醉控制.生物物理学报,1997,13(3): 457-461.

[54] 何宏彬,赵富强,王齐琳.用于诱发电位提取的自适应噪声抵消算法.北京生物医学工程,1997,16(3):161-166.

[55] 陈亚光,杨仲乐,陈心浩.诱发脑电信号中工频噪声及其谐波成分的去除.中南民族学院学报(自然科学版),1996,16(1):14-17.

[56] 邱天爽,叶家金,鲍海平,等.一种EP信号多峰融合的分解方法.大连铁道学院学报,1998,19(4): 27-32.

[57] 刘洪广,周琳,顾靖,等.诱发电位的处理技术.中国医疗器械杂志,2000,24(6):314-318.

[58] 邱天爽,孔轩,郭颖.非高斯分布噪声下诱发电位潜伏期变化自适应检测.大连理工大学学报,2002,42(3):371-375.

[59] 张金凤,邱天爽.诱发电位波形提取方法及进展.北京生物医学工程,2003,22(4): 303-307.

[60] 李晓欧,张笑微,冯焕清.基于维纳滤波和快速独立分量分析的P300提取方法.数据采集与处理,2004,19(3):317-322.

[61] Davila C E, Srebro R, Ghaleb I A. Optimal detection of visual evoked potentials. IEEE Transactions on Biomedical Engineering,1998,5(6):800-803.

[62] Palaniappan R, Raveendran P. Recursive digital filter for fast visual evoked potential estimation

and classification. Electronics Letters,2001, 37(15):990-992.

[63] Palaniappan R,Raveendran P. Single trial vep extraction using digital filter. IEEE 2001:249-252.

[64] 季忠. 闪光视觉诱发电位的提取方法研究及虚拟式颅内压无创检测分析仪的研制. 重庆大学:博士后研究工作报告,2006.

[65] 王巧兰. 微弱生物电信号的提取方法及其应用研究. 重庆:重庆大学,2006.

[66] 季忠,秦树人. 微弱生物医学信号特征提取的原理与实现. 北京:科学出版社,2007.

[67] Jutten C,Herault J. Blind separation of sources, part I:an adaptive algorithm based on neuromimetic architecture. Signal Processing,1991, 24:1-10.

[68] Comon P. Independent component analysis—a new concept? Signal Processing, 1994, 36:287-314.

[69] Hyvarinen A. Independent component analysis in the presence of gaussian noise by maximizing joint likelihood. Neuro computation,1998, 22:49-67.

[70] Hyvarinen A. Gaussian moments for noisy independent component analysis. IEEE Signal Processing Letters,1999, 6(6):145-147.

[71] Delfosse N,Loubaton P. Adaptive blind separation of independent sources:a deflation approach. Signal Processing,1995, 45:50-83.

[72] Huber P J. Projection pursuit. The Annals of Statistics,1985, 13(2):435-475.

[73] Cover T M,Thomas J A. Elements of information theory. John Wiley & Sons, 1991.

[74] Papoulis A. Probability, random variables, and stochastic processes. 3rd ed. New York:McGraw-Hill, 1991.

[75] Hyvarinen A. Survey on independent component analysis. Neural Computing surveys,1999, 2:91-126.

[76] Jooes M C,Sibson R. What is projection pursuit? Journal of the Rayal Statistical Society, scr. A, 1987, 150:1-36.

[77] Hyvainen A. New approximation of differential entropy for independent component analysis and projection pursuit. In advances in Neural Information Processing Systems,1998, 10:273-279.

[78] Pham D T, Garrat P, Jutten C. Separation of a mixture of independent sources through a maximum likelihood approach. Proc. Eusipco, 1992:771-774.

[79] Bell A J,Sejnowski T J. An information-maximization approach to blind separation and blind deconvolution. Neural Computation, 1995,7:1129-1159.

[80] Nadal J P,Parga N. Non-linear neurons in the low noise limit:a factorial code maximizes information transfer. Network,1994, 5:565-581.

[81] Hyvarinen A, Sarela J, Vigario R. Spikes and bumps:artefacts gemerated by independent component analysis with insufficient sample size. Proc. Int. Workshop on Independent Component Analysis and Signal Separation (ICA'99), 1999,Aussois, France:425-429.

[82] Hyvarinen A. Fast and robust fixed-point algorithms for independent component analysis. IEEE Trans. on Neural Networks,1999, 10(3):626-634.

[83] Luenberger D G. Optimization by vector space methods. John Wiley & Sons, 1969.

[84] Karhumen J, Oja E, Wang L, et al. A class of neural networks for independent component analysis. IEEE Trans. on Neural Networks, 1997, 8(3): 486-504.

[85] Hyvarinen A. The fixed-point algorithm and maximum likelihood estimation for independent component analysis. Neural Processing Letters, 1999, 10(1): 1-5.

[86] Lathauwer L D, Moor B D, Vandewalle J. Independent component analysis and (simultaneous) third-order tensor diagonalization. IEEE Transactions on Signal Processing, Oct. 2001, 49(10): 2262-2271.

[87] Back A D, Trappenberg T P. Selecting inputs for modeling using normalized higher order statistics and independent component analysis. IEEE Transactions on Neural Networks, 2001, 12(3): 612-617.

[88] Hyvärinen A. Blind source separation by nonstationarity of variance: a cumulant-based approach. IEEE Transactions on Neural Networks, 2001, 12(6): 1471-1474.

[89] Matei B. A review of independent component analysis techniques. Electrical and computer engineering department, Rutgers University, USA.

[90] Cardoso J F, Souloumiac A. Blind beam forming for non-Gaussian signals. IEEE Proceedings-F, 1993, 140(6): 362-370.

[91] 杨世锡,焦卫东,吴昭同. 应用JADE盲分离算法分离统计相关源. 振动工程学报, 2003, 16(4): 498-501.

[92] 焦卫东. 基于独立分量分析的旋转机械故障诊断方法研究. 杭州: 浙江大学, 2003.

[93] Almeida L B. ICA of linear and nonlinear mixtures based on mutual information (linear and nonlinear ICA based on mutual Information). IST and INESC-ID, Lisbon, Portugal.

[94] Howard H Y, Shuichi A. Adaptive online learning algorithms for blind separation: maximum entropy and minimum mutual information. Laboratory for Information Representation.

[95] Bell A, Sejnowski T. An information-maximization approach to blind separation and blind deconvolution. Neural Computation, 1995, 7: 1129-1159.

[96] Herrmann M, Yang H. Perspectives and limitations of self-organizing maps in blind separation of sources. Progress in Neural Information Processing(ICONIP-96), Springer, 1996: 1211-1216.

[97] Almeida L B. ICA of linear and nonlinear mixtures based on mutual information Neural Networks. Proceedings IJCNN International Joint Conference, July 15-19 2001, 4: 2991-2996.

[98] 万柏坤,杨建刚,綦宏志,等. 基于扩展Infomax ICA的ERP少次提取方法研究. 北京生物医学工程, 2005, 24(4): 241-245.

[99] 季忠,秦树人,彭承琳. 基于单通道FVEP提取的虚拟式颅内压无创检测仪器的实现. 中国生物医学工程学报, 2007, 26(5): 713-718.

[100] Ji Zhong, Qin Shuren, Ding Zhiyu. The instrument for non-invasive detection of intracranial high pressure with flash visual evoked potential picked-up. World Congress on Medical Physics and Biomedical Engineering 2006(WC 2006), Seoul, Republic of Korea, August 27-September 1,

2006:501-504.

[101] Qin Shuren, Ji Zhong. A virtual instrument for non-invasive intracranial pressure detection. IEEE Workshop on Intelligent Data Acquisition and Advanced Computing Systems: Technology and Applications, Sofia, Bulgaria,5-7 September 2005: 283-286.

[102] 季忠,金涛,杨炯明,等. 虚拟噪声通道在基于ICA消噪过程中的应用. 中国机械工程,2005,16(4): 350-353.

[103] Meyer Y. Principe d'incertitude, bases hilbertiennes et algebras d'operateurs Bourbaki seminar, 62:1985-1986.

[104] Mallat S G . A theory for multresolution signal decomposition. The Wavelet Representation IEEE Transaction on Pattern Analysis and Machine Intelligence,1989, 11(7): 674-693.

[105] 季忠,曹怡,秦树人.多分辨率小波变换在脑电信号异常节律提取中的应用. 重庆大学学报,2002,25(7): 144-147.

第 3 章 基于 TCD 的颅内压无创检测方法

经颅多普勒 TCD 检测方法具有经济、无创、可重复、连续检测等优点，因而在颅内压无创检测方面具有很好的应用价值。颅内压主要来自心脏周期性波动以及受呼吸运动的影响导致的脑血流波动而产生的压力，其波形由脉冲波和呼吸波组成。TCD 是研究脑血流波动的，因此，颅内压的波动与 TCD 研究的脑血流波动理论上有密切的关系。

TCD 仪是一种专业性检测系统，主要用于脑血管疾病的诊断。它利用超声 Doppler 原理来测量血流流速及分布情况。在血流中，红血球作为反射目标，其反射频率、流速和方向有关。TCD 仪主要是通过几个特定的声窗——颞部窗、眶部窗、枕部窗探测脑内各种血管，也可以通过颈部检查颈动脉。

根据众多学者的研究工作，TCD 频谱形态及参数如搏动指数（PI）、阻力指数（RI）、收缩期峰值血流速度（v_s）、舒张期末血流速度（v_d）、平均血流速度（v_m）等均与颅内压增高时的颅内压和脑灌注压有明显关系。但都不能根据 TCD 结果实时动态地监测颅内压的变化。目前也有学者通过 TCD 连续监测大脑中动脉（MCA）得到脑血流速度（CBFV），利用动脉血压（ABP）、CBFV 与颅内压的非线性映射函数关系来实现对颅内压变化的连续监测。

与其他 ICP 无创检测方法相比，TCD 具有以下优点：

① 技术操作方便、无创、快速、可重复、能床旁监测。

② 能反应脑血流动态变化，根据其频谱形态改变可及时调整降低 ICP，改善脑灌注的治疗方案。

③ 可观察脑血流自身调节机制是否完善，提示临床积极治疗的时机。

④ TCD 可预测颅内压增高患者是否预后不良。

不过，TCD 检测 ICP 也存在着以下的缺点：

① TCD 测量流速而非流率指标，脑血管活性受多种因素（$PaCO_2$、PaO_2、pH、血压、

脑血管的自身调节)影响时,ICP 和脑血流速度的关系会发生变化。

② 特殊情况下(如在脑外伤后急性期的病人)可出现不明原因的 PI 和 ICP 不同步的波动。

③ 脑血管痉挛时的流速增加需与脑充血或者脑功能损伤后脑过度灌注相鉴别。

3.1 TCD 的原理

超声经颅多普勒技术是利用多普勒效应,通过超声波探查颅内脑底主要动脉的血流动力学及血流生理参数的一种无创性检查方法。1982 年,挪威学者 Aaslid 在世界上率先报道了经颅多普勒超声技术,他将低发射频率(2 MHz)与脉冲多普勒技术相结合,使超声声束得以穿过颅骨较薄的部位(特定的声窗),直接获得在规定距离及规定取样容积内的脑底血管多普勒频移信号。近年来,经颅多普勒采用经计算机进行多普勒频谱快速傅里叶(Fourier)转换分析,显示并计算了如收缩期峰值血流速度 v_s、舒张期末血流速度 v_d、平均血流速度 v_m、收缩峰与舒张期末血流速度比值 S/D、搏动指数 PI、阻力指数 RI 等一系列的生理参数指标,能帮助临床对各种脑血管病进行正确的分析。

3.1.1 超声波及其传播

1. 超声波的定义

一定频率范围的声波作用于人耳可使人产生听觉,这个频率范围为 20 Hz ~ 20 kHz。低于或高于此频率范围的声波不会使人产生听觉,分别称为次声波和超声波,如图 3.1 所示。

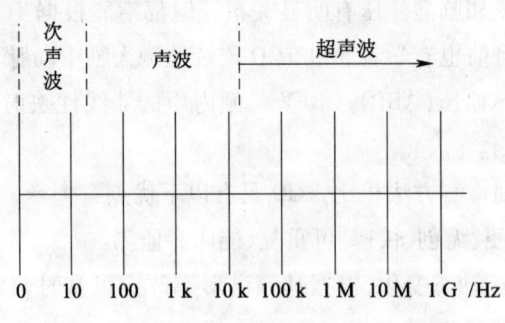

图 3.1　声波

根据波动中质点振动方向与波的传播方向的关系不同,可将波动分为多种波形,在超声波检测中主要应用的波形有纵波、横波、表面波和兰姆波。TCD 系统换能器产生的超声波属于纵波。

超声波的重要概念包括声压、声强和声阻抗。

(1) 声压

声压是指在声波传播的介质中,某一点在某一时刻所具有的压强与没有声波存在时该点的静压强之差,单位为 Pa,用 P 表示。

$$P = -\rho cA\omega \sin \omega \left(t - \frac{x}{c}\right) = \rho cu \tag{3-1}$$

式中,ρ——介质的密度;

c——介质的声速;

A——质点位移振幅;

ω—角频率;

u—质点振动速度。

(2) 声强

声强是指在声场中的某一点上,单位时间内通过一个与指定方向垂直的单位面积上的声能量,用 I 表示。

$$I = \frac{P^2}{2\rho c} \tag{3-2}$$

声强既有大小又有方向,是一个矢量,通常是在单位面积的法线方向上测量声强;而声压只有大小而无方向,是一个标量。

(3) 声阻抗

声阻抗用字母 Z 表示,$Z = \rho c$。人体各种组织的声阻抗是不同的,在不同声阻抗的界面,超声波会像普通波一样发生反射和折射现象。当反射物体的直径可以和超声波的波长比拟的时候还会产生衍射现象。

2. 超声波的传播

超声波的传播衰减是指超声波在通过材料传播时,声压或声能随距离的增大逐渐减小的现象。超声波衰减的原因主要有两个方面:一方面是超声波在其传播过程中由于发生反射和散射,使其一部分声能偏离其探测方向,而造成探测方向上声能的减小;另一方面是由于介质的吸收作用,将一部分声能转化成另一种能量(往往是热能),使声强减小。衰减是各种影响效应的总和。

由于介质对超声能量的吸收和衰减作用,同样的组织在不同的距离上所得到的强度就不同。衰减的强弱通常用衰减系数来表示,单位是 dB/cm,即经过 1 cm 的距离超声能量减小的分贝数。不同的介质有不同的衰减系数。不同频率的超声波,介质对它的衰减程度也不相同。一般认为,人体软组织的衰减系数与频率的平方成正比。所以频率低的超声波其穿透力要强一些,反之,其穿透力变弱。

在应用 TCD 时,常常在超声探头和接触皮肤之间添加偶合剂,填充皮肤和毛发等部位的微小空间,减小探头与头皮之间的声阻抗差,起到避免超声束穿透力衰减损失的作用,保证获得较好的信号质量。用偶合剂的最佳量是使整个探头与头皮接触范围内都有偶合剂,但当探头紧贴皮肤后,没有多余的偶合剂由探头边缘溢出。为了保证获得好的信号质量,必须使用质量好的偶合剂。

3.1.2 超声换能器

超声诊断仪是依靠超声换能器产生入射超声波(发射波)和接收反射超声波(回波)的,所以在医用超声诊断仪中超声换能器又称为探头。超声换能器的机械振荡是由高频电能激励产生的,反射回来的超声能量又通过超声换能器转换为电脉冲。探头可将电能转换为声能,又可将声能转换成电能,故有换能器之称。

压电晶片是以压电效应发射并接收超声波的元件,是探头中最重要的元件,晶片的性能决定着探头的性能。晶片的尺寸和谐振频率决定着超声发射声场的强度、距离幅度特性与指向性,晶片制作质量的好坏也关系到声场对称性、分辨力、信噪比等特性。

1. 压电效应

(1) 正压电效应

在晶体或陶瓷的一定方向上加机械压力,使其变形,晶体或陶瓷的两个受力面上产生符号相反的电荷。若变形方向相反,则两面的电荷极性随之变换。电荷密度同施加的机械力成正比。这种因机械力作用而激起的表面电荷效应,称为正压电效应。

(2) 逆压电效应

在晶体或陶瓷表面沿轴向施加电压,在电场作用下引起几何应变,电压方向改变,机械应变方向亦随之改变,形变与电场成比例。这种因电场作用而引起的形变效应,称为逆压电效应。

超声诊断仪探头在发射超声波时产生的是逆压电效应,接收超声回波时产生的是正压电效应。

2. 压电材料和压电振子

具有压电效应的材料很多,如石英、酒石酸钾钠等晶体以及钛酸钡、钛酸铅、铌酸锂、铌酸钡、钛酸锂、锆钛酸铅等陶瓷都具有压电效应。压电材料既有正压电效应,又有逆压电效应。自锆钛酸铅问世以来,医用超声换能器所用的压电材料就由锆钛酸铅代替了。

在压电体的正反表面上进行极化,覆盖上一层激励电极后,就成为压电振子,从而具有正压电效应和逆压电效应。换能器的压电振子相当于一个电容(具有容抗作用),在超声发射电路中与线圈形成并联谐振,得到高频激励电压,产生机械振动和超声波。压电换能器上施加的交变电压的频率与换能器的压电振子的固有频率相等时,才能获得最大的机械振动。

3. 诊断用超声换能器的基本结构形式

（1）基本单元换能器

根据临床诊断的要求，换能器有许多不同的结构形式，而单元换能器是基本的结构。单元换能器由主体和壳体两部分组成，其中主体包括：① 压电振子，它是产生压电效应的元件；② 吸收块，吸收背向辐射的（反射回来的）声能，称为背材；③ 保护层，保护振子，减轻磨损，也称为面材。壳体包括：① 外壳，是换能器的结构件；② 接插件，是与超声诊断仪连接的插头；③ 电缆线，超声激励电源及信号的连接。

吸收块又称为吸声块。制作吸收块的材料有以下要求：首先要求吸收块的声阻抗最好与压电材料的声阻抗接近，这样可以使来自压电振子背向辐射的超声波能全部透进吸收块中；其次要求吸收块对超声能量具有大的衰减能力，使已进入吸收块的超声波不再反射到振子中去。常用环氧树脂内掺钨粉或环氧树脂内掺薄壁玻璃珠作为吸收块材料。

保护层是介于振子与人体组织之间的一层物质，要求保护层既要起到防止磨损、保护振子的作用，又要在传递超声波中尽量没有衰减，具有良好的透射功能。因此，要求保护层的声阻抗接近人体组织的声阻抗，既具有良好的耐磨性，又具有良好的透射性最佳厚度。

（2）多元换能器

多元换能器由多个单元振子组成，一般有 20～256 个阵元。有的将振子沿直线排列为一行，组成线阵探头；有的将振子沿弧形排列，构成凸阵探头；有的将振子成矩阵排列，构成矩阵探头。

3.1.3 多普勒效应

1842 年，奥地利学者克约斯琴·约翰·多普勒描述了一种物理学效应。他在观察来自星球的光色变化时，发现当星球与地球相向运动时，光色向光谱的紫色端移位，表明光波的频率升高；当星球与地球背向运动时，光色向光谱的红色端移位，表明光波的频率降低。这种物理学现象被命名为多普勒效应，即由于波源或接收器相对波的传播媒质运动，从而使接收器接收到的波长或频率发生变化（相对于发射波）的现象。

假设波源和接收器在同一直线上运动，如图 3.2 所示，波源发射频率为 f_0，波长为 λ_0，波在介质中传播速度为 c，波的周期为 T，接收器速度为 v_0，波源速度为 v_s。

下面分几种情况进行讨论。

1. 波源、接收器相对介质静止

这种情况下，$v_0 = v_s = 0$。当波传播到接收器时，在单位时间内通过接收器的波数是接收器所接收到的频率 f_1。

$$f_1 = \frac{c}{\lambda_0} = \frac{c}{c/f_0} = f_0 \qquad (3-3)$$

2. 波源不动,接收器运动

此时 $v_s = 0, v_0 \neq 0$,如图 3.2a 所示。

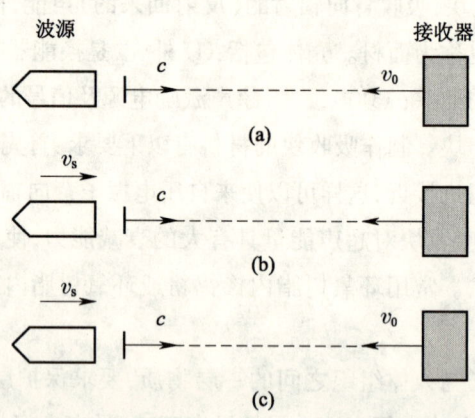

图 3.2 多普勒效应示意

若接收器朝向波源运动,则接收器所接收到的频率 f_1 为

$$f_1 = \frac{c+v_0}{\lambda_0} = \frac{c+v_0}{cT} = \frac{c+v_0}{c}f_0 = \left(1 + \frac{v_0}{c}\right)f_0 \qquad (3-4)$$

其频率变化量为 $f_d = f_1 - f_0 = v_0 f_0 / c$,称为多普勒频移。

若接收器背向波源运动,则

$$f_1 = \frac{c-v_0}{c}f_0 = \left(1 - \frac{v_0}{c}\right)f_0 \qquad (3-5)$$

其多普勒频移为 $f_d = -v_0 f_0 / c$。

综合这两种情形,可以得到

$$f_1 = \left(1 \pm \frac{v_0}{c}\right)f_0, f_d = \pm \frac{v_0}{c}f_0 \qquad (3-6)$$

3. 波源运动,接收器不动

如图 3.2b 所示,此时 $v_s \neq 0, v_0 = 0$。波源在一个周期内运动距离为 $v_s T$,故接收器接收的波长为 $\lambda' = \lambda_0 \pm v_s T$,其中正号表示波源朝远离接收器方向运动,负号表示波源向着接收器运动。则接收器接收到的频率 f_1 为

$$f_1 = \frac{c}{\lambda'} = \frac{c}{c \pm v_s}f_0 \qquad (3-7)$$

4. 波源和接收器一起运动

如图 3.2c 所示,接收器运动对频率变化的贡献为 $(c \pm v_0)/v_s$,波源运动对频率变

化的贡献为 $c/(c \pm v_s)$,二者同时引起的频率变化为两者的乘积,所以接收器接收的频率为

① 当波源和接收器相向运动时,接收器接收到的频率 f_1 为

$$f_1 = \frac{c + v_0}{c - v_s} f_0 \qquad (3-8)$$

② 当波源和接收器相背运动时,接收器接收到的频率 f_1 为

$$f_1 = \frac{c - v_0}{c + v_s} f_0 \qquad (3-9)$$

当波源与接收器不在一条直线上运动时,则两者之间存在一个夹角 θ,计算频移的时候要根据波源和接收器的相对关系转换到一条直线上的相对运动,然后利用上述各式计算。

3.1.4 超声波测血流模型

超声波进入人体后,会在各种界面上发生反射现象。图3.3所示为超声回波反射图。换能器发射出超声波透过人体,在皮肤、肌肉、脂肪等组织和血管壁以及血液等分界面反射,其中皮肤等各种组织的回波信号比血流的回波信号要大100倍,且它的频率与发射波的频率是一样的,属干扰回波,要滤掉;血液回波的频率与发射波的频率不一样,这是血液运动产生多普勒效应的结果,是有用信号。TCD接收血流回波信号,经过电路的处理,得到包含血流速度信息的时频图和血流音频,并可计算出平均速度、峰值血流速度等各种参数供临床诊断使用。

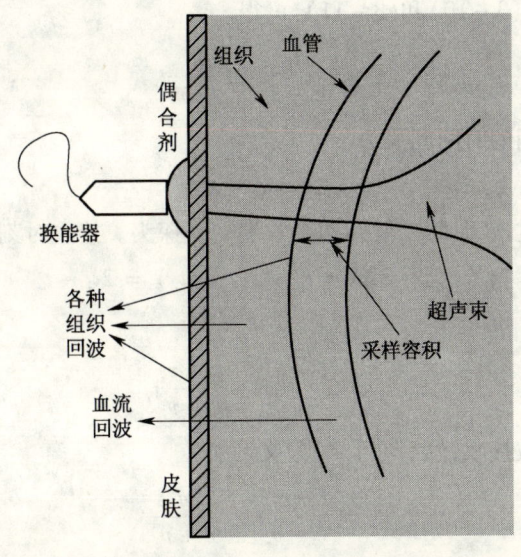

图3.3 超声回波反射

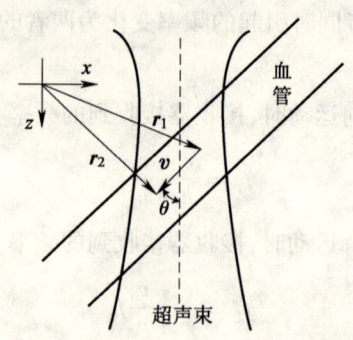

图 3.4　超声探头与血管相对位置

图 3.4 所示为超声探头与血管的相对位置图。z 轴表示超声束方向,反射体的运动速度为 $\boldsymbol{v}$,它们之间的夹角为 θ,则反射体在 z 方向上的运动速度为 $v_z = |\boldsymbol{v}| \cdot \cos\theta$。反射体在 x-z 坐标系中的 z 位置为

$$p_s(t) = d_0 + t|\boldsymbol{v}|\cos\theta = d_0 + v_z t \tag{3-10}$$

式中,d_0——反射物的初始位置。

设探头在 $t = t_e$ 时发射,则 t 时刻发射脉冲的位置为

$$p_p(t) = (t - t_e)c \tag{3-11}$$

由于反射物本身也是运动的,所以超声波在 t_i 时刻才与反射物体相遇,发生反射现象,此时有

$$p_s(t_i) = p_p(t_i) \tag{3-12}$$

综合式(3-9)、(3-10)和(3-11),可得

$$t_i = \frac{d_0}{c - v_z} + \frac{c}{c - v_z} t_e \tag{3-13}$$

发射和反射之间的时间间隔为

$$\Delta t = t_i - t_e \tag{3-14}$$

反射波也要经过 Δt 时间才能到达接收端——探头。接收时刻为 t_r,则

$$t_r = t_e + 2\Delta t = t_e + 2(t_i - t_e) = 2t_i - t_e \tag{3-15}$$

把 t_i 代入,可得

$$t_r = 2\frac{d_0}{c - v_z} + \frac{c + v_z}{c - v_z} t_e \tag{3-16}$$

信号在 t_r 时刻被接收,然后在 t_e 时刻又发射

$$t_e = \frac{c - v_z}{c + v_z} t_r - \frac{2d_0}{c + v_z} \tag{3-17}$$

设发射信号为 $e(t)$,则反射信号为

$$s(t_i) = ae(t_i - \Delta t) \tag{3-18}$$

式中,a——反射强度。

接收到的信号为

$$r_s(t_r) = ae\left(\frac{c-v_z}{c+v_z}t_r - \frac{2d_0}{c+v_z}\right) \qquad (3-19)$$

用 t 代替 t_r，得

$$r_s(t) = ae\left(\frac{c-v_z}{c+v_z}t - \frac{2d_0}{c+v_z}\right) \qquad (3-20)$$

令 $\alpha = \dfrac{c-v_z}{c+v_z} \approx \left(1 - \dfrac{2v_z}{c}\right)$，则

$$r_s(t) = ae[\alpha(t-t_0)] \qquad (3-21)$$

式中，α——时间压缩系数；

$$t_0 = \frac{2d_0}{c+v_z} \approx \frac{2d_0}{c}\left(1+\frac{v_z}{c}\right)。$$

多普勒效应表明接收脉冲与发射脉冲相比首先有一个时间延迟，其次是接收脉冲频率和发射脉冲频率相比发生了变化，即产生了频移。

设发射信号为

$$e(t) = g(t)\sin(2\pi f_0 t) \qquad (3-22)$$

其中

$$g(t) = \begin{cases} 1, & 0 < t < \dfrac{M}{f_0} \\ 0, & \text{其他} \end{cases} \qquad (3-23)$$

式中，$g(t)$——发射信号的包络，是一个方波；

M——单个发射脉冲包含的周期数；

f_0——信号的频率。

接收到的信号为

$$r_s(t) = ag[\alpha(t-t_0)]\sin[2\pi f_0 \alpha(t-t_0)] \qquad (3-24)$$

式(3-24)所表示信号的频率为 αf_0。那么，接收信号和发射信号间的频率差为

$$f_d = \alpha f_0 - f_0 = (\alpha-1)f_0 = -\frac{2|v_z|\cos\theta}{c}f_0 \qquad (3-25)$$

此即为多普勒频移，该式被称为多普勒方程。

超声波在组织中的传播速度可近似为 1 540 m/s，而血流速度 $v < 6$ m/s。由式(3-25)可得血流速度为

$$v = \frac{f_d}{2f_0\cos\theta}c \qquad (3-26)$$

式中，θ——探头与血流运动方向的夹角。

在进行颅内血管检测时，无法估计超声束与血管走向之间的夹角。但是由于人体的解剖结构决定了超声波只能以小角度检测颅内血管的血流速度，因此，可以略去这

一角度引起的误差,即认为超声束与血管走向之间的夹角为零。

3.1.5 TCD 诊断仪的组成

TCD 诊断仪主要由超声设备和计算机组成,以下四部分是其必须具有的基本设备。

1. 超声探头

超声探头既是超声波发射器,又是超声波接收器。超声探头的能量转换器具有把电能转换为声波进行发射及把接收到的声波信号转换为电信号输入计算机进行处理的功能。超声探头如图 3.5 所示。

按一定规律间断发射和接收超声波信号的探头称为脉冲波(pulsed-wave,PW)探头,TCD 设备通常用 PW 标记。颅内血管均用 2 MHz 的 PW 探头通过颞窗检测。

连续不断发射和接收超声波信号的探头称为连续波(continuous-wave,CW)探头,TCD 设备常用 CW 标记。颅外血管常用 4 MHz 或 8 MHz 的 CW 探头检测。

2. 主机

主机是指装有 TCD 功能软件并能使其正常运行的计算机。主机的 TCD 超声测量系统控制超声波信号的发射和接收;主机的 TCD 频谱分析系统自动分析探头所接收到的信号,并同时将分析结果以视频和音频信号输出,从而给操作人员直观和量化的信息。随着计算机技术的发展,主机硬盘可海量存储经分析后的检测结果,便于查询、复习和交流。

3. 彩色显示器

彩色显示器(图 3.6)显示主机指令,同时把主机输出的视频信号以直观的彩色频谱图像及量化数据形式显示出来,以便操作者随时调整检测技术参数,更有效、动态地探测病灶。

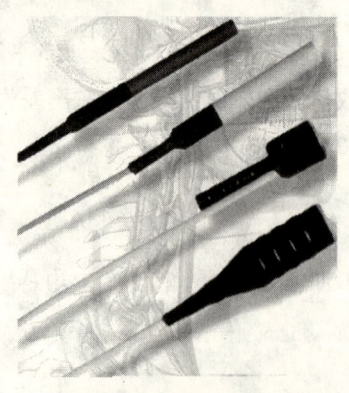

图 3.5 超声探头

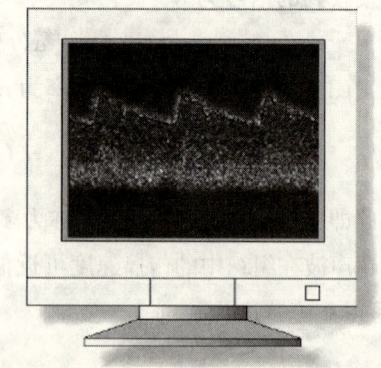

图 3.6 彩色显示器

4. 彩色打印机

彩色打印机可把主机分析总结的资料以图像和数据的形式打印出来,便于分析、报告及总结保存。

3.2 TCD 的重要参数

3.2.1 深度

深度(depth)是指被检血管与探头之间的距离,通常用 mm 表示。深度是通过每一群脉冲超声波被 PW 发射器发射出去时,由距离选通预设的发射和接收脉冲波间隔时间决定的。距离选通通过不同的时间间隔预设,可以检测不同深度取样容积。深度对于识别颅内血管非常重要,其因不同年龄、不同个体而有所差异。因此,在应用 TCD 时,应在取样深度范围内根据个体差异灵活调整深度。

表 3.1 为常用检测血管经 TCD 检测窗取样深度参考范围及特征。

表 3.1 常用检测血管经 TCD 检测窗取样深度参考范围及特征

血管名称	检测窗口	取样深度/mm	血流方向
MCA	颞窗	45~58	正向
ACA	颞窗	65~75	负向
PCA	颞窗	60~65	正向/负向
ICA	颞窗	58~65	正向
VA	枕窗	55~70	负向
BA	枕窗	70~80	负向
PICA	枕窗	45~55	正向
OA	眼窗	40~50	正向

注:MCA—middle cerebral artery,大脑中动脉;ACA—anterior cerebral artery,大脑前动脉;PCA—posterior cerebral artery,大脑后动脉;ICA—internal carotid artery,颈内动脉;VA—vertebral artery,椎动脉;BA—basilar artery,基底动脉;PICA—posterior inferior cerebellar artery,小脑后下动脉;OA—ophthalmic artery,眼动脉。

3.2.2 血流变化

1. 血流方向

血流方向(direction)是指被检测到的血管血流相对于探头的方向。正向频移提示血流方向朝向探头,负向频移提示血流方向背离探头。血流方向是识别正常颅内血管和病理性异常通道的重要参数。

2. 血流速度

血流速度(velocity)是 TCD 的主要参数。排除心源性等因素,血流速度很大程度上受脑血管管腔大小的影响,所以血流速度不但是反映脑动脉供血状态直接的、客观的指标,还是间接反映脑血管管腔大小的可信参数。

血流速度是指红细胞在血管中流动的速度,主要根据多普勒频移(f_d)计算,如式(3-26)所示。重写计算公式为

$$v = f_d c/(2f_0 \cos\theta) \tag{3-27}$$

式中,v——移动红细胞的速度;

f_d——频移($f_d = f_1 - f_0$);

c——超声波在组织中的传播速度;

f_0——发射超声波的频率;

f_1——接收超声波的频率;

θ——多普勒超声束与血流方向的夹角。

其中,c 与 f_0 在检测过程中为常量,因而可以看出速度主要受多普勒频移及超声束与血流方向夹角的影响。

检测到的血流速度受超声束与血流方向之间夹角的大小影响明显,当夹角为 60° 时,检测到的血流速度只是实际血流速度的 50%;当夹角为直角时,由于 cos 90° 等于 0,理论上检测不到多普勒信号。因此,检测时应特别注意超声束和血流方向之间的角度,如前所述,考虑 TCD 实际应用时要得到良好的 TCD 检测效果,该夹角应该是小角度,因而可以忽略由于角度的原因引起的测量误差。

根据心动周期变化,血流速度又包括收缩期峰值血流速度(systolic peak flow velocity,v_s)、舒张期末血流速度(end-diastolic flow velocity,v_d)和平均血流速度(mean flow velocity,v_m)。

收缩期峰值血流速度 v_s 是脑动脉收缩期的最高血流速度,也是心动周期内最高的血流速度。收缩期峰值血流速度对动脉舒缩改变特别敏感,脑血管痉挛时,收缩期峰值血流速度最先发生变化。

平均血流速度 v_m 是在整个心动周期内出现的所有速度信号的平均,或按下列公式计算得到。

$$v_m = (v_s + v_d \times 2)/3 \tag{3-28}$$

平均血流速度能综合反映心动周期内收缩期峰值血流速度和舒张期末血流速度,受心率、心收缩力、外周阻力等因素影响较少,是判断脑血管管腔大小和流量的最好指标。

舒张期末血流速度(v_d)是舒张期末的最高流速,能很好地反映脑血管阻力。脑动脉硬化导致脑供血不足时,舒张期末血流速度最先发生改变。

多数 TCD 仪上都有频移(Hz)和速度(cm/s)两种表示方式,而在英文资料中常用频率(frequency,Hz)替代速度(velocity,cm/s),两者之间可通过公式(3-27)进行转换。脑动脉血流速度按从快到慢排列为 MCA > ACA > ICA > BA > PCA > VA > PICA > OA。正常成年人脑动脉血流速度随年龄增长而降低,在同一年龄组人群中亦有

10%~20%的波动范围。左右两侧脑动脉血流速度也有差异,正常情况下差异小于20%。此外血流速度随生理状况变化而变化。

一般TCD设备生产厂家及软件设置不同,检查方法存在差异,这也可能影响血流速度,导致一定范围的波动。表3.2为成人脑动脉血流速度正常参考值(有20%波动范围),单位为cm/s。

表3.2 成人脑动脉血流速度正常参考值　　　　　　　　　　cm/s

年龄 血管	<40岁			40~60岁			>60岁		
	v_m	v_s	v_d	v_m	v_s	v_d	v_m	v_s	v_d
MCA	68	95	48	60	92	44	45	78	32
ACA	50	72	35	54	86	40	45	74	34
PCA	40	60	30	36	60	28	30	50	22
ICA	58	90	40	55	84	35	60	92	40
VA	35	55	25	34	44	20	26	43	24
BA	40	58	28	36	60	30	29	50	20
PICA	30	42	22	28	40	20	26	40	18
OA	21	40	10	16	35	12	16	35	9

3.2.3 脉动参数

脉动参数是评价动脉顺应性和弹性及反应脑血管阻力变化的指标。一般通过搏动指数(pulsatility index,PI)、阻抗指数(resistance index,RI)以及收缩期峰值血流速度与舒张期末血流速度比值(S/D)三个参数来判断脑动脉的阻力及功能。

搏动指数是反映血管顺应性和弹性的指标,成年人正常值为0.65~1.10。PI的计算公式为

$$\text{PI} = (v_s - v_d)/v_m \tag{3-29}$$

式中,v_s——收缩期峰值血流速度;

v_d——舒张期末血流速度;

v_m——平均血流速度。

阻抗指数是反应血管舒缩状态的指标,成年人正常值为0.5~0.8。RI计算公式为

$$\text{RI} = (v_s - v_d)/v_s \tag{3-30}$$

从式(3-29)和式(3-30)可以看出,搏动指数主要受收缩和舒张期血流速度差的影响,差值越大搏动指数越大,差值越小搏动指数也越小。

舒张期末血流速度是舒张期残存的血流速度,反映远端血管床阻抗。舒张期末血

流速度越接近收缩期峰值血流速度,说明远端血管床阻抗越小,搏动指数也就越小,称之为"低阻力频谱"。舒张期末与收缩期峰值血流速度相差越大,说明远端血管床的阻抗越大,搏动指数也越大,称之为"高阻力频谱"。

病理情况下,低阻力频谱可见于动静脉畸形、供血动脉和大动脉严重狭窄或闭塞后远端血管,而高阻力频谱则常见于颅内压增高和大动脉严重狭窄或闭塞的近端血管。

收缩期峰值血流速度与舒张期末血流速度比值的意义与 PI 相同,但比 PI 值更敏感。动脉硬化导致血流速度下降时,S/D 值改变常先于 PI 值,且比 PI 改变更常见。正常成年人 S/D 值小于 3。

3.2.4 血流频谱形态

血流频谱的形态反映血液在血管内流动的状态。TCD 频谱的纵坐标是血流速度,频谱周边(包络线)代表的是在该心动周期某一时刻最快血流速度,基线则代表血流速度为零。如图 3.7 所示,该频谱图由一系列连续而有规律、与心动周期一致的脉搏波动图组成,其形态近似于一个直角三角形。每个频谱占据一个心动周期(包括心室的收缩期与舒张期),均有一个陡直的上升支,迅速上升到顶点,随后折返形成一个峰,即为第一个收缩峰(S_1 峰),其后是一个缓慢的下降支,持续到第二个频谱的上升支。在下降支的上 1/3 处有一切迹,在切迹之前又有一个峰称为第二个收缩峰(S_2 峰)。在切迹之后出现第三峰,称为舒张峰(D 峰)。

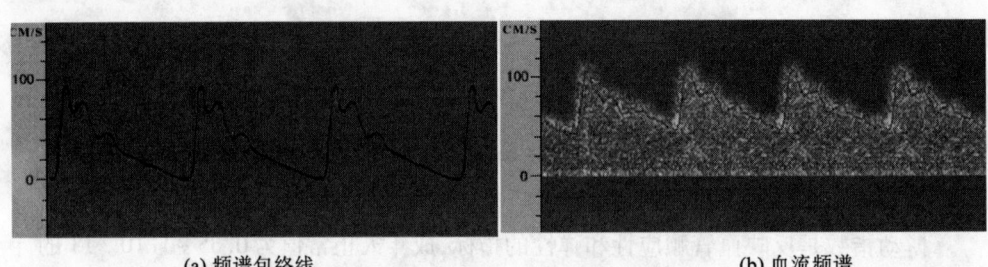

(a) 频谱包络线　　　　　　　　(b) 血流频谱

图 3.7　血流频谱形态(三峰型)

在经颅多普勒频谱图像上,其一瞬间从零基线到最高血流速度之间的速度分布范围称为频宽。频谱是由多普勒超声信号经短时傅里叶变换转换成频谱分析信号的,高频率的信号和低频率的信号分布在频谱上的不同部位。高能量的信号属于高频率,集中在频谱图的周边部分,色彩较深;低能量的信号属于低频率,集中在频谱图像的下边,色彩较淡。低频信号的分布区称为频谱的"窗口",即"频窗"。频窗的形成主要是由于血液在血管内的"层流"所引起的,血液是一种黏滞性的液体,在血管内稳定流动时,血液内的各质点以相同方向成线性层次分明的流动,称为层流。由于黏性摩擦力的作用,各层流之间出现不同的速度梯度,在血管中央流速最快,向两边流速逐渐减慢,由于血液内血细胞集中于血管的中央,故流速最快,而反射多普勒超声波的能量最大,频谱分析后频率亦高,故集中于频谱的周边部分。血管侧边部分血细胞少,流速慢,故反射能量小,频率低,集中在频谱的中下部,信号强度弱,而形成频窗。一旦血管内血液流动的层次遭到破坏或改变时,频窗消失。需要注意的是在经颅多普勒超声检查时,探头与血管的角度即超声束与血流方向的夹角亦可影响到多普勒信号的强弱,从而引起频窗的改变。因此,在经颅多普勒超声检查时,必须反复调整探头的角度,以求得最佳的投射角,此时分析多普勒频谱图像的误差较小。另外,如果超声波反射能量过强,亦会导致频谱图层次不清,造成"频窗"消失的假象,此时需减少超声波发射的能量,使超声波反射的能量降低,而显现一个较为理想的频谱能量分布图像,"频窗"即可清楚地显现出来,如图3.7所示。

图3.7所示的三峰型频谱除新生儿外,可见于各个年龄段,以青壮年为多见,也是最常见的、正常的TCD频谱图像。图3.8和图3.9所示为另外两种正常的TCD频谱图像。图3.8所示为双峰型频谱,每一个波由自高到低的收缩期的收缩峰(S峰)和舒张期的舒张峰两个波峰组成。这种图像可以在成人各年龄段看到。老年组动脉弹性降低,舒张峰不明显;青壮年组舒张峰则特别明显。图3.9所示的频谱图像仅见于新生儿和部分婴幼儿,其每一个波只有一个峰。这种频谱图中,峰的上升支和下降支的前三分之一是收缩波,下降支的后三分之二是舒张波,其显著特征是舒张波下降较缓慢。这种图像是由于新生儿生理性脑血管发育不全,缺少弹力纤维,外周阻力高所致。

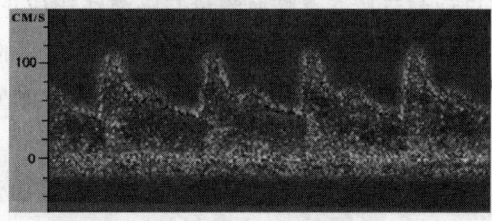

图3.8 双峰型

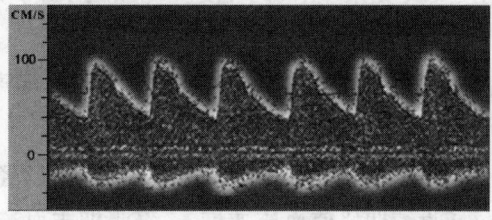

图3.9 单峰型

TCD检测诊断主要分析血流动力学参数、频谱图像及音频信号等指标。血流动力学参数是判断脑血管功能的定量指标,频谱图像及其音频信号是其定性指标。临床应用中,任何引起脑血管血流动力学变化及脑供血障碍的因素,均可使频谱图像异常。因此,异常图像总是和相应的参数改变相吻合的。

3.3 颅内压增高与TCD血流动力学参数变化的关系

到目前为止,ICP的测定多采用有创伤的方法,因此应用TCD替代有创伤的ICP监护是除了基于闪光视觉诱发电位无创ICP监测之外的另一种较好的选择,具有重要的临床意义。TCD检测脑血流速度的快慢基本反映了脑血流量的多少,PI则代表脑血管的阻力。严重ICP增高患者的主要危险是局限性脑疝或弥漫性脑灌注压(cerebral perfusion pressure,CPP)下降导致的脑缺血。CPP是脑灌注的引流压力,近似等于外周平均动脉压(mean systemic arterial pressure,MSAP 或 mean arterial blood pressure,MABP)与平均颅内压之差,即 CPP≈MSAP – ICP。CPP外周平均动脉压等于舒张压加 1/3 脉压差。所以,外周动脉压或颅内压变化均影响脑灌注压的变化。

脑血流(cerebral blood flow,CBF)与CPP成正比,与脑血管阻力(cerebral vascular resistance,CVR)成反比,即 CBF = (MSAP – ICP)/CVR = CPP/CVR。当外周平均动脉压降低或平均颅内压增高时,脑灌注压降低。为了保持脑血流量恒定,脑小动脉(阻力血管)扩张,使血管阻力减小,脑血流量仍维持正常;反之当平均外周动脉压升高或平均颅内压降低时,脑小动脉收缩,使血管阻力加大,脑血流量仍保持不变。这说明正常情况下,脑血流量存在自动调节功能。脑血流量与脑灌注压成正比,与脑血管阻力成反比。Ferris在1941年、Kety在1948年定量研究颅内压增高时的脑灌注压发现:轻度颅内压增高时,由于脑血管对颅内压增高有自动调节功能(脑血管阻力减小,动脉压增加),使脑灌注压保持在一个稳定状态,并有一过性脑血流增加。当颅内压增高超过 350~450 mmH$_2$O(3.43~4.41 kPa/26.7~34.3 mmHg)时,脑血流的自动调节功能丧失,脑血流量开始下降。当血管管径不变时,脑血流速度与脑血流量成正比,因此,TCD频谱形态和参数可以间接反映颅内压增高的程度。当脑灌注压等于零时,出现脑死亡。

3.3.1 颅内压增高时的TCD血流动力学参数及其频谱变化规律

1. 颅内压增高时的血流动力学参数变化

对于颅内压增高时的TCD血流动力学参数变化,国内外已经进行了很多的研究。TCD血流动力学参数包括收缩期峰值血流速度v_s、舒张期末血流速度v_d、平均血流速度v_m,搏动指数PI和阻抗指数RI,这些指标能综合判断脑血流的状况及脑血管的状况。随着ICP的升高,PI、RI增大,v_d、v_m减慢,其中以v_d减慢最为明显。Nagai等通过对猫的颅内高压模型研究发现:ICP增加时,脑血流量降低,PI值升高。Harada等认为:急性颅内压增高时,v_m与ICP之间($P<0.01$,表示可信度大于99%,后同)存在明显的相关关系,PI与ICP之间($P<0.01$)也存在明显的相关关系。Homburg等对10例脑外伤患者的TCD与有创ICP对比研究后认为:ICP与TCD频谱参数PI成正指数关

系。徐存理等对30例腰穿刺测压证实为颅内压增高的患者和30例健康人的TCD检查发现:随ICP的升高,PI、RI增大,v_d、v_m减慢,其中以v_d减慢最明显,与对照组相比有非常显著的差异($P<0.001$),v_s与对照组相比无显著性差异($P<0.05$);PI、RI与ICP呈高度正相关,v_m、v_d与ICP呈高度负相关,v_s与ICP呈低度负相关。国内有学者在动物实验中仿照PI、RI的原理,在S_1、S_2和D峰的波峰和波谷分别设定a、b、c、d、e、f六个参数来描述频谱形态,用各参数的比值a/c、a/f、a/e、c/f作为新的TCD频谱参数来分析颅内高压TCD频谱波形的变化,结果c/f、PI、a/f、RI、a/e均与ICP正相关,v_d、a/c、v_m均与ICP负相关。

需要注意的是TCD在颅内高压的检测中,只有在颅内压较高时才出现各参数的明显改变,在颅内压增高的初期无明显的改变,且参数v_s不是一个能反映颅内压变化的指标。因此,当TCD开始发现有颅内压增高时,说明此时的颅内压已经较高了。

2. 颅内压增高时的频谱形态变化

颅内压与脑动脉血流速度呈负相关,颅内压增高,使脉动阻力增高,导致脑动脉血流速度减慢,且以舒张期减慢为甚。因此,颅内压增高对TCD频谱有明显影响;反之,TCD频谱可反映颅内压增高与否及其增高程度。

(1)颅内压值偏向高值或略高于正常值的TCD频谱特征

如图3.10所示,此时血流速度轻度减慢,频谱图像形态基本正常。$S/D<3$,PI值处于正常范围但偏向高值。

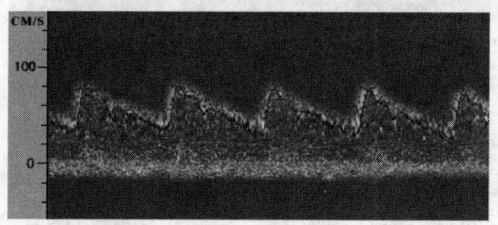

图3.10 颅内压值偏向高值时TCD频谱

(2)颅内压明显高于正常值的TCD频谱特征

如图3.11所示,此时血流速度明显减慢,呈S峰高尖陡直、D峰低矮的频谱图像。$S/D\geqslant 3$,PI值增高。

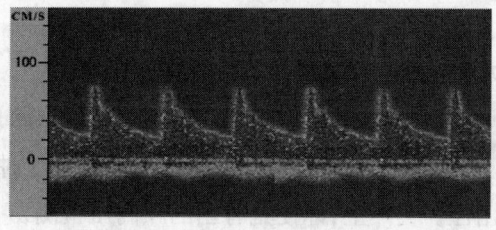

图3.11 颅内压明显高于正常值的TCD频谱

(3)颅内压接近动脉舒张压的 TCD 频谱特征

如图 3.12 所示,此时血流速度重度减慢,舒张期末血流速度极慢,几乎为零,呈 S 峰高而陡直、D 峰极低甚至消失的高阻力血流波频谱图像。$S/D=0$,PI 值明显增高。

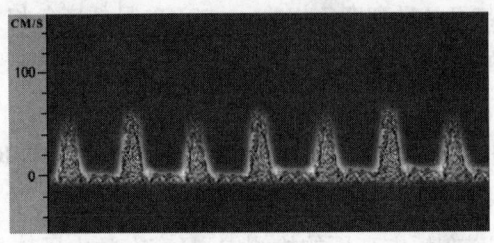

图 3.12 颅内压接近动脉舒张压的 TCD 频谱

(4)颅内压等于或超过动脉舒张压的 TCD 频谱特征

如图 3.13 所示,此时血流速度减慢更严重,呈陡直正向 S 峰、低矮负向 D 峰的双向血流(振荡)波频谱图像。S/D 为负值,PI 值增高更明显。

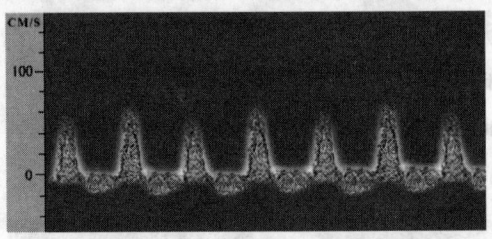

图 3.13 颅内压等于或超过动脉舒张压的 TCD 频谱

由此可以看到,ICP 不同增高阶段 TCD 频谱特征提示 ICP 的增高,频谱图像的改变可能是这样一个渐进的过程:首先是下降支逐渐变陡直,接着 S_2 峰开始消失,然后 D 峰也消失,最后只剩下 S_1 峰,即"单尖峰"。在临床 TCD 动态监测中,如同一患者的频谱形态出现上述变化即提示 ICP 有增高的趋势,但对 ICP 增高的程度不能作出明确的提示,只能进行定性分析。

不同疾病的 TCD 图像和各参数在颅内压增高时的表现存在差异,因此对不同疾病的 TCD 检查结果不能一概而论,应该充分结合临床进行分析。

3.3.2 TCD 血流动力学参数与颅内压增高的相关性研究

由于在血管管径近似不变的情况下,脑灌注压变化可以由脑血流速度的变化来反映,根据此原理可以建立 TCD 测量值与颅内压变化的关系。这种关系虽是近似的,但在临床中有一定的实用性。实际上,即使是有创的颅内压检测,它的测量也是近似的,因为有创颅内压、脑灌注压检测参数的基础是动脉压和颅内探头探测的压力,显然不能认为外周动脉压就一定等于应激状态下、多种血压活性药物使用下的颅内动脉压,而一侧漂浮的颅内探头也不见得代表全脑的平均压力。

临床上,TCD的搏动指数、阻抗指数以及一些ICP定量公式都可以用来观察或计算颅内压,也就是将颅内压增高时脑灌注压的变化用脑血流速度的函数式映射出来,然后反过来推测颅内压。

朱建新等应用TCD检测40例重型颅脑损伤患者入院后连续7天的MCA的血液动力学参数,同时记录有创ICP、CPP和MABP,研究了重型颅脑损伤患者TCD参数与ICP和CPP的关系,结果表明:ICP与v_s、v_d和v_m均呈负直线回归关系,与RI呈正直线回归关系,与PI呈负指数回归关系,其中PI的相关系数最大($P<0.001$);在20 mmHg≤ICP≤50 mmHg、40 mmHg≤CPP≤70 mmHg范围内,PI与ICP、CPP也呈直线相关,且相关性更好。图3.14所示为血流动力学参数变化与ICP增高的关系。

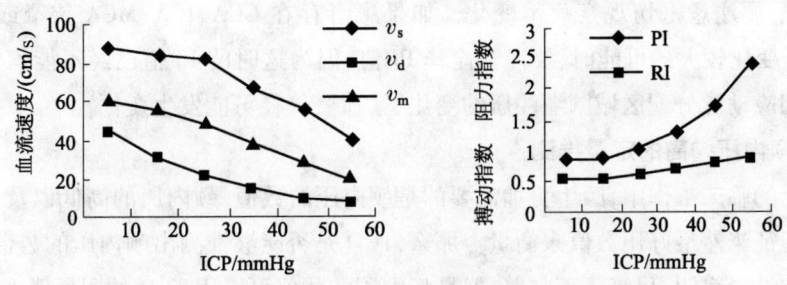

图3.14 血流动力学参数与ICP增高的关系

下面从TCD应用于颅内压增高的定性和定量判断两个方面来讨论TCD血流动力学参数与颅内压增高的相关性。

1. 颅内压增高的定性推测

这种检测方法最常用也最实用。首先,这是一种定性检测,即意味着它不能推测颅内压的确切数值;其次,这种方法最好是动态的,序贯的多次检测(即监测)才能更有意义。在某些特殊情况下,也可以用一些检验数值来替代序贯监测。

最常用的定性监测指标是PI和RI,由于PI的相关研究比较多,数据相对充分。由PI的计算公式(3-29)可以看到,TCD频谱的形态特性也在PI的公式中反映出来了,收缩期和舒张期的血流速度差别越大,波形越陡峭,PI值就越大。前述表明,在颅内压升高时舒张期末血流速度下降较收缩期明显,使整个频谱波形倾向于陡峭,并且这种变化随着颅内压的增高而愈明显。

PI还有一个很大的优点,就是在一定程度上消除了探头方向对监测结果的影响,因为它是一个速度的比值,不是绝对数字,探头角度的变化同时同比例影响收缩期和舒张期血流速度,从而保持PI值的恒定。一般情况下,颅内频谱的PI值小于1.0,也就是说脑血流不会有很大的波动幅度,这与其相对恒定的脑灌注压一致,但这并不绝对,影响PI值的因素很多,如颅内压、心率、心输出量、血粘稠度等。一些老年人,由于动脉弹性差或心率快,其 PI 的正常基线值大于1,因此不能仅根据 PI 值是否大于 1.0 来诊断颅高压。

大多数临床颅高压研究中,PI 值都不以固定参照值作标准,而是动态测量。对于一个可能出现颅高压或颅内压力有可能发生变化的病人,这样的监测一般至少每天一次,每次 30 min。通常选取双侧 MCA 作为监测动脉,计算其算术平均值。如果 PI 值稳中有降,患者意识见好,则提示颅高压缓解;PI 值两侧不同,一般提示高 PI 值的一侧脑水肿相对重一些。对于脑外科处理(如脑室腹腔引流、开颅减压等)疗效的判断也基于同样的道理,下降的 PI 提示治疗干预有效。

在分析 PI 值的过程中要注意和临床症状、体征(如 Glasgow 评分)结合,在二者相符的情况下,诊断意义比较大;当二者不符时,要注意是否存在影响 PI 值的其他因素,如基线的 PI 值较高,心率的因素等。同时还要警惕是否有可能存在临床表现还不典型的情况,要注意密切观察病情变化。如果患者存在 CCA、ICA、MCA 狭窄或动脉血 CO_2 分压变化较大的可能时,要谨慎诠释 PI 值,因为这时的 PI 值已经不能恒定、准确地反映相应动脉分配区域脑灌注压的变化了(血管管径可能发生变化)。

2. 颅内压增高的定量推测

实际的临床工作中,医生更加需要的是颅内压的数值,颅内压的高低以及内、外科干预的指征当然最好用数值来衡量。那么,TCD 是否能够推测出颅内压的数值呢? 初步的研究结果表明:尽管还不完善,但是颅内压的数值可以用 TCD 的测量值来推算。

(1) 原理

1997 年,Schmidt 等人率先提出"黑匣子"理论:把颅内结构当成一个黑匣子,不论里面发生什么样的变化,总是动脉血流入,静脉血流出。那么总应该满足

$$ICP = MABP - CPP \qquad (3-31)$$

显然,MABP 可以用外周动脉血压近似代替并测量,只要将 CPP 用 TCD 的测量值和 MABP 的测量值共同来表示就可以推算颅内压了。目前已经知道的是在没有动脉狭窄或痉挛以及没有脑血管的自主调节改变血管管径时,CPP 应该与 MABP 成某一正比关系,也就是说,CPP 可以用 MABP 的函数式来表示。这样,式(3-31)可以改写成

$$ICP = k \cdot MABP \times F(TCD) + b \qquad (3-32)$$

式中,$F(TCD)$——用 TCD 测量值表示的函数式;

k、b——校正值。

那么 $F(TCD)$ 用什么表示呢? 目前并没有一个统一的标准,可以由各个实验室自行定夺,只要它能够反应基本事实就行了。比如说可以用以 PI 为变量的函数式,因为与 CPP、v_d 等相比较,PI 是预测 ICP 最为可靠的指标,与 ICP 的相关性最大。而 k 和 b 的确定由各个实验室根据自己的表达式来计算:首先选一组病人,对这组病人进行动脉血压监测(桡动脉或股动脉的有创测量)、ICP 有创监测和 TCD 监测。把每一次测量后的 (MABP×$F(TCD)$,ICP) 看作为一个点,把所有这样的点统计起来,找到一条直线近似代

表它,从而确定 k 和 b。一旦确定了 k 和 b 就可以用这条直线的方程来确定未知病人的颅内压了。原则上要求,所推测颅内压与实测颅内压的差异小于 8 mmHg(105 mmH$_2$O)。

目前文献给出的计算 ICP 的公式有(单位均为 mmHg):

① Aaslid 公式

$$ICP = ABP_m - \frac{v_m \times |ABP_1|}{|CBFV_1|} \qquad (3-33)$$

② Czosnyka 公式

$$ICP = ABP_m - \frac{ABP_m \times v_d}{v_m} - 14 \qquad (3-34)$$

③ Belfort 公式

$$ICP = ABP_m - \frac{v_m \times (ABP_m - ABP_d)}{v_m - v_d} \qquad (3-35)$$

式中,ABP_1、$CBFV_1$——分别表示 ABP 和 CBFV 相对于心率的谐波幅值;

ABP_m——MABP;

ABP_d——舒张动脉压;

其他符号与前述相同。

显然上述公式是有缺陷的,因为尽管脑血管的自主调节功能(cerebral auto-regulation,CA)对于相当一部分高颅压病人(如脑外伤、大量脑出血)来说是受损的,但毕竟不能将其完全忽视。2003 年,Schmidt 再次提出了包含脑自主调节功能调节校正的颅内压计算公式,这个公式引进了两个参数来表示脑自主调节功能状态(state of cerebral auto-regulation, SCA):M 和 P。M 被称为自主调节指数,它是通过计算脑血流速度和脑灌注压的 Pearson 相关系数得到的。显然,如果 CBFV 与 CPP 正相关,脑血流速度随着脑灌注压的增加而被动增加,说明 CA 已经丧失;如果 CBFV 与 CPP 零相关或负相关,说明 CBFV 不依赖于脑灌注压,而是可自我调节的,CA 存在或过度反应。P 称为压力反应指数,反映血压和 ICP 的 Pearson 相关系数。如果 CA 存在,当血压下降时,脑血管为了维持脑灌注压应该扩张,脑血容量增加,ICP 增加,P 与动脉血压负相关;如果 CA 消失,则脑血流容量将随着 ABP 的增加而被动增加,ICP 与血压同向发展,P 与动脉压正相关。在实际操作中,M 和 P 都是经过病人组统计出来的,然后反过来应用于未知病人。Schmidt 将 M 和 P 的平均值引入到 ICP 的计算公式中,在初步的试验中取得成功,但尚处于验证阶段。

(2) 临床实际应用

到目前为止,TCD 定量推测颅内压值还没有一个得到大家公认的、可以共同使用的公式,Schmidt 提出的实际上仅是建立这种公式的模式,是否其理论永远只能使用每个医院 TCD 室和神经外科各自建立的参数呢?因为各个医院测量血压、颅内压的方法甚至机器的敏感性都不见得相同。是否各个病种能用同一个公式?如果不能,将如何调整？中国人的脑血管反应性是否与其他人种相同？对于颅内血管狭窄频发的中国，这种方法是否有很大的局限性？所有这些问题都需要国内组织大样本的研究才能解决。

3.4 基于TCD的颅内压力变化连续监护

利用系统分析方法，基于"黑匣子"理论，动脉血压 ABP 为系统的输入，ICP 为系统的输出，Schmidt 等人通过一个加权函数把 ABP 变化曲线转变为 ICP 变化曲线，而加权函数是通过 TCD 血流速度和 ABP 曲线得到的。首先通过同时记录的 FV、ABP 和有创 ICP 值来确定 TCD 特征参数与加权函数之间的关系，从 FV 和 ABP 曲线中可以得到 TCD 特征参数，从 ABP 曲线和有创 ICP 曲线中得到加权函数；然后通过递归分析，得到加权函数与 TCD 特征参数之间的线性关系，见式(3-36)

$$(\omega_0, \omega_1, \cdots, \omega_{n-1}) \approx A(\text{TCD}_0, \text{TCD}_1, \cdots, \text{TCD}_{m-1}) + B \quad (3-36)$$

最后仿真得到无创 ICP 变化曲线。

$$\text{ICP}_k = \omega_0 \text{ABP}_k + \omega_1 \text{ABP}_{k-1} + \cdots + \omega_{n-1} \text{ABP}_{k-n+1} \quad (3-37)$$

在 Schmidt 方法中，$n=25$，$m=6$。利用该方法，Schmidt 得到了测量与仿真的 ICP 曲线，如图 3.15 所示。可以看到两者非常相似，相关性达到了 $r=0.87$。

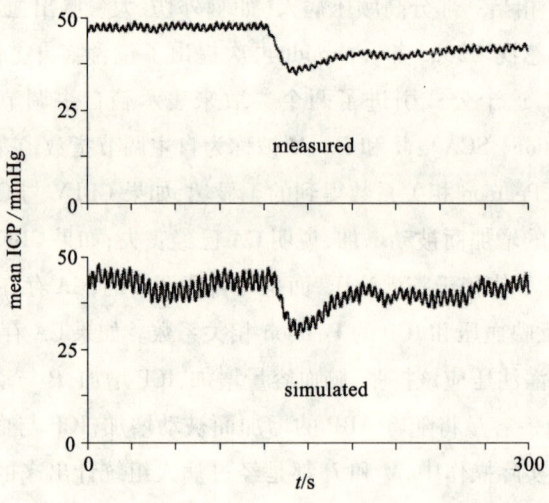

图 3.15 测量与仿真得到的 ICP 曲线

为了提高颅内压的测量精度，在现有的基于 TCD 的颅内压无创检测方法的基础上，胡晓等人引入了数据挖掘技术，通过建立一个由动脉压 ABP、脑血流速度 CBFV 和有创 ICP 值构成的数据库，从测量得到的 ABP 和 CBFV 中提取出血流动力学参数，来模拟得到后续未知的 ICP 值。通过与测量得到的有创 ICP 值比较，验证了该方法与其他现有的基于 TCD 方法的无创 ICP 检测方法相比具有优越性。其所用颅内压无创估计框架如图 3.16 所示。

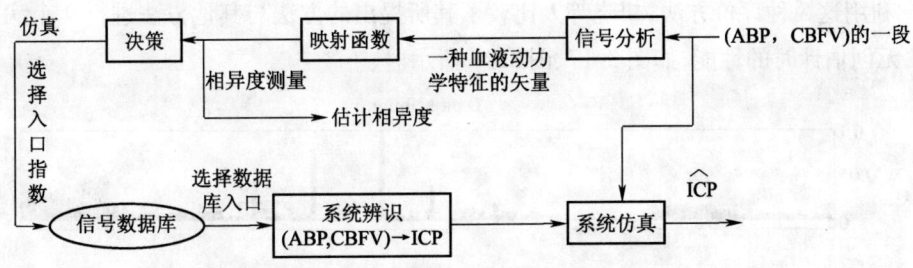

图 3.16　颅内压无创估计框架

他们提出了 5 种类型的偏差测量方法来评价模拟得到的 ICP 值与未知有创 ICP 值之间的误差。这 5 种方法分别为：

$$e^{(1)} = \frac{1}{N} \frac{\sum_{i=1}^{N} |y_i - \hat{y}_i|}{|\bar{y}|} \qquad (3-38)$$

式中，N——采样点数；

y_i——未知有创 ICP 波形的第 i 个采样点；

$\hat{y}_i$——第 i 个采样点的估计值。

$e^{(1)}$——用来计算信号 y 及其估计值 $\hat{y}$ 之间的平均绝对误差，该误差通过信号 $\bar{y}$ 规范化。

$$e^{(2)} = \frac{|\bar{\hat{y}} - \bar{y}|}{|\bar{y}|} \qquad (3-39)$$

式中，$e^{(2)}$——用来计算规范化的估计 ICP 均值与实际 ICP 均值之间的绝对误差。

$$e^{(3)} = 1 - \text{corr}(y^N, \hat{y}^N) \qquad (3-40)$$

式中，$e^{(3)}$——着重于比较估计的 ICP 信号与实际 ICP 信号之间的趋势相关性，其范围为 0~2。

$$e^{(4)} = \frac{1}{N} \frac{\sum_{i=1}^{N} |y_i^P - \hat{y}_i^P|}{|y^P|} \qquad (3-41)$$

式中，y^P——信号 y 的搏动成分；

$|y^P|$——脉冲的平均幅度；

$e^{(4)}$——强调估计 ICP 波形与有创 ICP 波形之间的搏动成分的匹配程度。

为了评价两信号间慢波匹配的程度，引入了

$$e^{(5)} = \frac{1}{N} \frac{\sum_{i=1}^{N} |y_i^S - \hat{y}_i^S|}{|y^S|} \qquad (3-42)$$

式中，y^S——信号 y 中的慢波成分；

$|y^s|$——y^s 的均值。

利用这 5 种评价方法，胡晓等人比较了其所提出的方法与其他方法进行 9 个病人 ICP 无创估计时的性能，如图 3.17、图 3.18 所示。

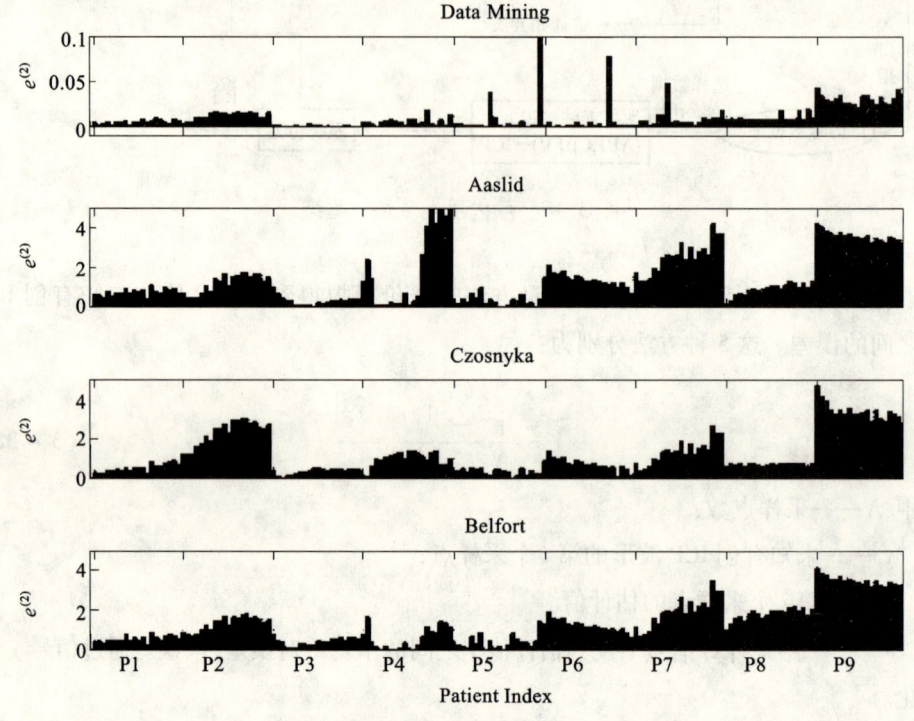

图 3.17　不同 ICP 估计方法之间的比较

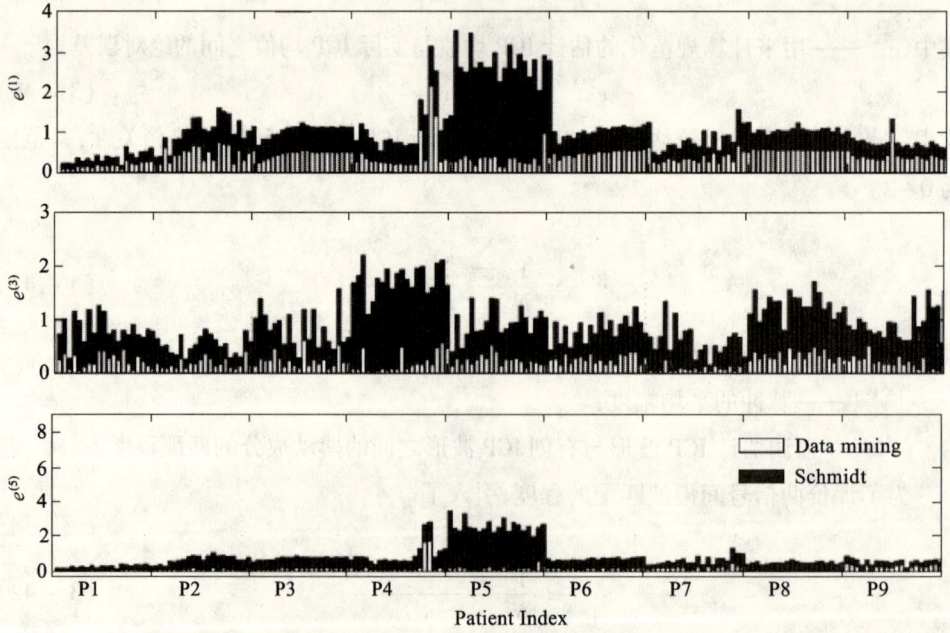

图 3.18　胡晓提出的数据挖掘方法与 Schmidt 方法的比较

3.5 TCD 检测颅内压的临床应用

3.5.1 颅内压增高的 TCD 诊断标准

无论何种原因引起的颅腔容积缩小或颅腔内容物体积增大均可导致颅内压增高。持续颅内压增高将导致颅内血流动力学参数的改变，TCD 可以动态观察颅内压增高产生的血流动力学参数变化。

1. 操作方法及程序

① 采用持续性或间断性双侧半球脑动脉和椎-基底动脉血流动力学检测。

② 持续监测脑血流变化，通常采用双侧 MCA 为监测血管，连续观察各项血流动力学参数的变化。

2. 诊断标准

① 随着颅内压的增高，脑动脉血流速度逐渐减低。初期，以舒张期末血流速度下降明显，平均血流速度相对减低；晚期，收缩期峰值血流速度也下降，舒张期末血流速度接近基线水平。

② 随着颅内压的增高，PI 值也相应增加，PI 值越高，颅内压增高越明显。

③ 颅内压增高时，TCD 血流频谱呈高阻力型改变，收缩峰呈高尖状，S_1 与 S_2 峰融合；D 峰的特征表现为初期升高，晚期消失。

3. 注意事项

① 动态观察脑血流动力学变化是判断颅内压增高的关键。

② 应结合患者的临床症状和体征区分非颅内压升高出现的高阻力型 TCD 血流频谱。

③ 注意平均动脉压下降产生的相对颅内压增高的血流动力学变化。

3.5.2 关于 TCD 应用于颅内压测量的建议

① 需要建立实验室的计算公式，用医院的测量方法和测量值。实际上，即使是袖带测量血压也可以建立一个函数关系式，所不同的是校正值。

② 根据医院最常见的病种建立函数关系式，则该函数式仅适用于该种病例，这样可以提高准确率、减少工作量。当然，无论哪个病种都要和神经外科合作。

③ 公式的雏形可以考虑应用剑桥大学的公式，但要注意在此基础上改变 k 和 b 的值。

④ 建立所检测病人的数据库，大量病人的积累可以提高公式的准确率。所有病人的测量方法应保持一致，一旦测量方法改进，最好重新建立函数关系式。

由于 ICP 的重要性，除非 TCD 能极为可靠地推算出结果，否则神经外科、ICU 的医生是不可能广泛使用 TCD 定量推测法的。但 PI 则不同,有关 PI 的研究和数据都很多,在一定的范围内序贯监测 PI 是可靠的,有时甚至在神经影像还没有发现明显异常时,PI 就可以发现急救的指征。

本章参考文献

[1] 顾慎为. 经颅多普勒检测与临床. 2 版. 上海:复旦大学出版社,2000.

[2] 高山,黄家星. 经颅多普勒超声(TCD)的诊断技术与临床应用. 北京:中国协和医科大学出版社,2004.

[3] 张仁富. 高性能 TCD 的研制. 西安:西安电子科技大学,2007.

[4] 安红伟. 经颅多普勒对颅高压患者颅内压和脑灌注压的预测研究. 广州:南方医科大学,2007.

[5] 朱建新,李刚,邓林,等. TCD 参数与重型颅脑损伤患者颅内压及脑灌注压的相关性研究. 山东大学学报(医学版),2006,44(10):1045-1047.

[6] 马爱军,潘旭东. 经颅多普勒与颅内压力监测及相关技术. 国外医学 脑血管疾病分册,2003,11(3):199-203.

[7] 惠品晶,张世明,詹英,等. 经颅多普勒超声检测颅内压增高患者的脑血液动力学改变. 江苏医药,2006,32(3):269-270.

[8] Aaslid R, Markwalder T M, Nornes H. Noninvasive transcranial doppler ultrasound recording of flow velocity in basal cerebral arteries. J Neurosurgery,1982, 57: 769-774.

[9] Aaslid R,Lundar T,Lindegaard K F,et al. Estimation of cerebral perfusion pressure from arterial blood pressure and transcranial Doppler recordings. Intracranial Pressure, 1993(6): 226-229.

[10] Ursino M, Giulioni M, Lodi C A. Relationships among cerebral perfusion pressure, autoregulation, and transcranial Doppler waveform: a modeling study. J Neurosurgery,1998,89: 255-266.

[11] Fukushima U, Miyashita K, Okano S, et al. Evaluation of intracranial pressure by transcranial Doppler ultrasonography in dogs with intracranial hypertension. J Vet Med Sci,2000, 62(3):353-355.

[12] 魏新亭,廉三虎,杨波,等. 经颅多普勒超声对兔急性颅内压升高的评价. 中华实验外科杂志,1994,11:103-104.

[13] Hassler W, Steinmetz H, Gawlowski J. Transcranial Doppler ultrasonography in raised intracranial pressure and in intracranial circulatory arrest. J Neurosurg,1988, 68(5): 745-751.

[14] 徐存理,姬庆文,孔庆霞,等. TCD 参数与颅内压增高症的相关性研究. 泰山医学院学报,2001,22(2):108-110.

[15] 陈兵,李臻琰,刘运生,等. 颅内高压状态下 TCD 频谱参数与颅内压关系的实验研究. 中国神经医学杂志,2005,4(4):346-347.

[16] Homburg A M, Jakosen M, Enevoldsen E. Transcranial Doppler recordings in raised intracranial pressure. Acta Neurol Scand,1993, 87: 488-493.

[17] Eide P K. Comparison of simultaneous continuous intracranial pressure (ICP) signals from ICP sensors placed within the brain parenchyma and the epidural space. Medical Engineering & Physics,2008, 30(1):34-40.

[18] Eide P K. Comparison of simultaneous continuous intracranial pressure (ICP) signals from a Codman and a Camino ICP sensor. Medical Engineering & Physics,2006, 28(6): 542-549.

[19] Treib J, Becker S C, Grauer M, et al. Transcranial Doppler monitoring of intracranial pressure therapy with mannitol, sorbitol and glycerol in patients with acute stroke. Eur Neurol, 1998, 40(4):212-219.

[20] Schmidt B, Klingelhofer J, Schwarze J J, et al. Noninvasive prediction of intracranial pressure curves using transcranial Doppler ultrasonography and blood pressure curves. Stroke, 1997, 28(12): 2465-2472.

[21] Schmidt B,Czosnyka M, Schwarze J J, et al. Evaluation of a method of noninvasive intracranial pressure assessment during infusion studies in patients with hydrocephalus. J. Neurosurg,2000, 92(5): 793-800.

[22] Schmidt B,Czosnyka M,Raabe A,et al. A daptive noninvasive assessment of intracranial pressure and cerebral autoregulation. Stroke 2003,34(1): 84-89.

[23] Schmidt B, Klingelhöfer J. Clinical applications of a non-invasive ICP monitoring method. European Journal of Ultrasound,2002,16(1/2):37-45.

[24] Schmidt B, Schwarze J J, Czosnyka M, et al. A method for a simulation of continuous intracranial pressure curves. Comp. Biomed. Res. 1998,31(4): 231-243.

[25] Hu Xiao, Nenov V, Bergsneider M,et al. A data mining framework of noninvasive intracranial pressure assessment. Biomedical Signal Processing and Control,2006,(1): 64-77.

[26] Panerai R B, White R P, Markus H S, et al. Grading of cerebral dynamic autoregulation from spontaneous fluctuations in arterial blood pressure. Stroke,1998, 29(11): 2341-2346.

[27] Czosnyka Z,Haubrich C, Czosnyka M,et al. Noninvasive autoregulation testing in normal pressure hydrocephalus. Clinical Neurology and Neurosurgery,2008,110(9): S9.

[28] Czosnyka M, Smielewski P, Kirkpatrick P,et al. Monitoring of cerebral autoregulation in head-injured patients. Stroke 1996, 27(10): 1829-1834.

第4章 基于近红外光谱信号分析的颅内压无创检测方法

红外光谱是一种很常用的研究大分子的方法,它主要研究样品分子对光的吸收,得到的是有关样品分子振动能级的信息。近年来,近红外光谱学理论已日趋完善,不过,近红外光谱信号检测方法应用于颅内压无创检测还比较少见。有文献基于颅内压的产生机理、引起颅内压增高的病理和生理特征以及近红外光在脑组织模型中传播的特性,通过检测出射光强的变化,从而得到颅内压变化与组织漫反射光强的关系。

4.1 近红外光谱

近红外线(near infrared rays,NIR)根据美国实验和材料协会(ASTM)的规定是波长在780~2 526 nm范围内的电磁波,是人们最早发现的非可见光区域。NIR常被分为短波近红外(SW-NIR)和长波近红外(LW-NIR),其波段范围分别为700~1 100 nm和1 100~2 500 nm。由于物质在该谱区的倍频和合频吸收信号弱,谱带重叠,解析复杂,受当时技术水平的限制,近红外光谱"沉睡"了近一个半世纪。直到20世纪50年代,随着商品化仪器的出现及Norris等人所做的大量工作,使得近红外光谱技术在农副产品分析中曾经得到广泛应用。到20世纪60年代中后期,随着各种新的分析技术的出现,加之经典近红外光谱分析技术暴露出的灵敏度低、抗干扰性差的弱点,使人们淡漠了该技术在分析测试中的应用,从此,近红外光谱进入了一个沉默的时期。20世纪80年代后期,随着计算机技术的迅速发展,带动了分析仪器的数字化和化学计量学的发展,通过化学计量学方法在解决光谱信息提取和背景干扰方面取得的良好效果,加之近红外光谱在测样技术上所独有的特点,使人们重新认识到近红外光谱的价值,近红外光谱在各领域中的应用研究陆续展开。进入20世纪90年代,近红外光谱在工业领域中的应用全面展开,有关近红外光谱的研究及应用文献几乎呈指数增长,成为发展最快、最引人注目的一门独立的分析技术。由于近红外光在常规光纤中具有良好的传输特性,使近红外光谱在在线分析领域也得到了很好的应用,并取得良好的社会效益和经济效益,从此近红外光谱技术进入一个快速发展的新时期。

我国对近红外光谱技术的研究及应用起步较晚,早些年除一些专业分析工作人员以外,近红外光谱分析技术还鲜为人知。但1995年以来已受到了多方面的关注,并在仪器研制、软件开发、基础研究和应用等方面取得了较为可喜的成果。但是目前国内能够提供整套近红外光谱分析技术(近红外光谱分析仪器、化学计量学软件、应用模型)的公司仍寥寥无几。随着中国加入WTO及经济全球化的浪潮,国外许多大型分析仪器生产商纷纷登陆中国,想在第一时间占领中国的近红外光谱分析仪器市场。由此也可以看出近红外光谱分析技术在分析界炙手可热的发展趋势。在不久的未来,近红外光谱分析技术在分析界必将被更多的人认识和接受。

近红外光谱主要是反映C—H、O—H、N—H、S—H等化学键的信息,因此分析范围几乎可覆盖所有的有机化合物和混合物。加之其独有的诸多优点,决定了其应用领域的广阔,使其在国民经济发展的许多行业中都能发挥积极作用,并逐渐扮演着不可或缺的角色。近红外光谱主要的应用领域包括石油及石油化工、基本有机化工、精细化工、冶金、生命科学、制药、医学临床、农业、食品、饮料、烟草、纺织、造纸、化妆品、质量监督、环境保护、高校及科研院所等。在石化领域可测定油品的辛烷值、族组成、十六烷值、闪点、冰点、凝固点、馏程、MTBE含量等;在农业领域可以测定谷物的蛋白质、糖、脂肪、纤维、水分含量等;在医药领域可以测定药品中的有效成分、组成和含量;亦可进行样品的种类鉴别,如酒类和香水的真假辨别,环保废弃物的分拣等。

4.1.1 红外光区

红外光谱在可见光区和微波光区之间,其波数范围约为 $12\ 800 \sim 10\ cm^{-1}$ ($0.75 \sim 1\ 000\ \mu m$)。根据仪器及应用不同,习惯上又将红外光区分为三个区,即近红外光区、中红外光区和远红外光区。

1. 近红外光区

近红外光区处于可见光区到中红外光区之间。因为该光区的吸收带主要是由低能电子跃迁、含氢原子团(如O—H、N—H、C—H)伸缩振动的倍频及组合频吸收产生,摩尔吸收系数较低,检测限大约为0.1%。近红外辐射最重要的用途是对某些物质进行例行的定量分析。基于O—H伸缩振动的第一泛音吸收带出现在 $7\ 100\ cm^{-1}$ ($1.4\ \mu m$),可以测定各种试样(如甘油、肼、有机膜及发烟硝酸等)中的水,还可以定量测定酚、醇、有机酸等。基于羰基伸缩振动的第一泛音吸收带出现在 $3\ 600 \sim 3\ 300\ cm^{-1}$ ($2.8 \sim 3.0\ \mu m$),可以测定酯、酮和羧酸。它的测量准确度及精密度与紫外、可见吸收光谱相当。另外,还可基于漫反射测定未处理的固体和液体试样,或者通过吸收测定气体试样。

2. 中红外光区

绝大多数有机化合物和无机离子的基频吸收带出现在中红外光区。由于基频振动是红外光谱中吸收最强的振动,所以该区最适于进行定性分析。在 20 世纪 80 年代以后,随着红外光谱仪由光栅色散转变成干涉分光以来,明显地改善了红外光谱仪的信噪比和检测限,使中红外光谱的测定由基于吸收对有机物及生物质的定性分析及结构分析,逐渐过渡为通过吸收和发射中红外光谱对复杂试样进行定量分析。随着傅里叶变换技术的出现,该光谱区也开始应用于表面的显微分析,通过衰减全发射、漫反射以及光声测定法等对固体试样进行分析。由于中红外吸收光谱(mid-infrared absorption spectrum),特别是在 $4\,000 \sim 670\ cm^{-1}$($2.5 \sim 15\ \mu m$)范围的光谱,最为成熟、简单,而且目前已积累了该区大量的数据资料,因此它是红外光区应用最为广泛的光谱方法,通常简称为红外吸收光谱法。

3. 远红外光区

金属-有机键的吸收频率主要取决于金属原子和有机基团的类型。由于参与金属-配位体振动的原子质量比较大或由于振动力常数比较低,使金属原子与无机及有机配体之间的伸缩振动和弯曲振动的吸收出现在 $<200\ cm^{-1}$ 的波长范围内,故该区特别适合研究无机化合物。对无机固体物质可提供晶格能及半导体材料的跃迁能量。对仅由氢原子组成的分子,如果它们的骨架弯曲模式除氢原子外还包含两个以上的其他原子,其振动吸收也出现在该区,如苯的衍生物通常在该光区出现几个特征吸收峰。由于气体的纯转动吸收也出现在该光区,故能提供如 H_2O、O_3、HCl 和 AsH_3 等气体分子的永久偶极矩。过去,由于该光区能量弱,而在使用上受到限制。因此,除非在其他波长区间内没有合适的分析谱带,一般不在此范围内进行分析。然而,随着傅里叶变换仪器的出现,在很大程度上缓解了这个问题,使得化学家们又较多地注意这个区域的研究。

4.1.2 近红外振动光谱

从光源发出的红外光照射到由一种或多种分子组成的物质上,如果分子没有产生吸收,则光穿过样品,该物质分子为非红外活性分子;否则,为红外活性分子。只有红外活性分子中的键才能与近红外光子发生作用,产生近红外光谱吸收。分子在红外光谱区内的吸收产生于分子振动或转动状态的变化或者分子振动或转动状态在不同能级间的跃迁。这些能量跃迁可以通过量子力学理论进行阐述。描述上述几种跃迁常使用谐振子(harmonic oscillator)和非谐振子(anharmonic oscillator)模型。能量跃迁包括基频跃迁(对应于分子振动状态在相邻振动能级之间的跃迁)、倍频跃迁(对应于两种振动状态在相隔一个或几个振动能级之间的跃迁)和合频跃迁(对应于分子两种振动状态的能级同时发生跃迁)。所有近红外光谱的吸收谱带都是中红外吸收基频($4\,000 \sim 1\,600\ cm^{-1}$)的倍频和合频 $600\ cm^{-1}$ 的倍频及合频。近红外光谱是分子中基团原子间振动跃迁时吸收近红外光所产生的。

1. 双原子分子的振动

(1) 谐振子振动

将双原子看成质量为 m_1 与 m_2 的两个小球,把连接它们的化学键看作质量可以忽略的弹簧,那么原子在平衡位置附近的伸缩振动可以近似看成一个简谐振动。可以用胡克定律来表示振动频率、原子质量和键力常数之间的关系

$$\nu = \frac{1}{2\pi}\sqrt{\frac{K}{\mu}} \qquad (4-1)$$

式中,ν ——振动频率;

K ——键力常数;

μ ——二原子的折合质量,$\mu = \dfrac{m_1 m_2}{m_1 + m_2}$。

若用波数表示则有

$$\tilde{\nu} = \frac{1}{2\pi c}\sqrt{\frac{K}{\mu}} = 1\,370\sqrt{\frac{K}{\mu}} \qquad (4-2)$$

在通常情况下,分子大都处于基态振动,一般极性分子吸收红外光主要属于基态 ($\nu = 0$) 到第一激发态 ($\nu = 1$) 之间的跃迁,即 $\Delta\nu = 1$。

非极性的同核双原子分子在振动过程中,偶极矩不发生变化,$\Delta\nu = 0$,$\Delta E_{振} = 0$,故无振动吸收,为非红外活性分子。

根据红外光谱的测量数据,可以测量各种类型的化学键力常数 K。一般来说,单键键力常数的平均值约为 $5\text{ N}\cdot\text{cm}^{-1}$,而双键和三键的键力常数分别约为此值的二倍和三倍。相反,利用这些试验得到的键力常数的平均值和式(4-2)可以估算各种键型的基频吸收峰的波数。

化学键力常数 K 越大,原子折合质量 μ 越小,则化学键的振动频率越高,吸收峰将出现在高波数区;相反,则出现在低波数区。例如,≡C—C≡、=C=C=、—C≡C—,这三种碳-碳键的原子质量相同,但键力常数的大小顺序是三键 > 双键 > 单键。所以在红外光谱中,吸收峰出现的位置不同,C≡C(约 $2\,222\text{ cm}^{-1}$) > C=C(约 $1\,667\text{ cm}^{-1}$) > C—C(约 $1\,429\text{ cm}^{-1}$)。又如,C—C、C—N、C—O 的键力常数相近,原子折合质量不同,其大小顺序为 C—C < C—N < C—O,故这三种键的基频振动峰分别出现在 $1\,430\text{ cm}^{-1}$、$1\,330\text{ cm}^{-1}$ 和 $1\,280\text{ cm}^{-1}$ 左右。

(2) 非谐振子

实际上双原子分子并非理想的谐振子,因此用式(4-2)计算 H—Cl 的基频吸收带时,得到的只是一个近似值。从量子力学得到的非谐振子基频吸收带的位置 $\tilde{\nu}'$ 值为

$$\tilde{\nu}' = \tilde{\nu} - 2\tilde{\nu}x \qquad (4-3)$$

式中,x ——非谐振常数。

从式(4-3)可以看出,非谐振子的双原子分子的真实吸收峰位比按谐振子处理时

低 $2\tilde{\nu}x$ 波数。所以,用式(4-2)计算 H—Cl 的基频峰位比实测值大。

量子力学证明,非谐振子的 $\Delta\nu$ 可以取 ±1,±2,±3,…,这样,在红外光谱中除了可以观察到强的基频吸收带外,还可能看到弱的倍频吸收峰,即振动量子数变化大于1的跃迁,如图 4.1 所示。

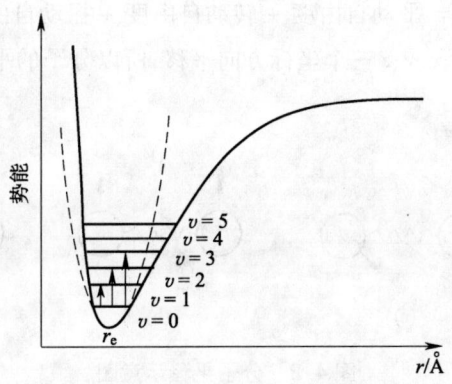

图 4.1　振动量子的跃迁

2. 多原子分子的振动

对多原子分子来说,由于原子数目增多,加之分子中原子排布情况的不同(即组成分子的键或基团及空间结构的不同),其振动光谱远比双原子复杂得多。

(1) 振动的基本类型

多原子分子的振动不仅包括双原子分子沿其核-核的伸缩振动,还有键角参与的各种平面内或平面外可能的变形振动以及它们之间的耦合振动。因此,一般将振动形式分为两类,即伸缩振动和变形振动。

伸缩振动是指原子沿着价键方向来回运动,即振动时键长发生变化,键角不变。当两个相同原子和一个中心原子相连时(如亚甲基),其伸缩振动有两种方式。如果两个相同原子同时沿键轴离开中心原子,则称为对称伸缩振动,用符号 ν_s 表示。如果一个原子移向中心原子,而另一个原子离开中心(C)原子,则称为反对称伸缩振动,用符号 ν_{as} 表示。对同一基团来说,反对称伸缩振动的频率要稍高于伸缩振动的频率。

变形振动又称变角振动,是指基团键角发生周期变化而键长不变的振动。变形振动又分为面内变形振动和面外变形振动两种。面内变形振动又分为剪式振动(以 δ_s 表示)和平面摇摆振动(以 ρ 表示),面外变形振动又分为非平面摇摆(以 ω 表示)和扭曲振动(以 τ 表示)。由于变形振动的力常数比伸缩振动小,因此同一基团的变形振动都在其伸缩振动的低频端出现。变形振动对环境变化较为敏感。通常由于环境结构的改变,同一振动可以在较宽的波段范围内出现。

(2) 基本振动的理论数

多原子分子在红外光谱图上可以出现一个以上的基频吸收带。基频吸收带的数目等于分子的振动自由度,而分子的总自由度又等于确定分子中各原子在空间的位置所需坐标的总数。很明显,在空间确定一个原子的位置,需要3个坐标(x、y、z)。当分子由 N 个原子组成时,则自由度(或坐标)的总数应该等于平动、转动和振动自由度的总和,即

$$3N = 平动自由度 + 转动自由度 + 振动自由度 \tag{4-4}$$

分子的质心可以沿 x、y、z 三个坐标方向平移,所以分子的平动自由度等于3,如图4.2所示。

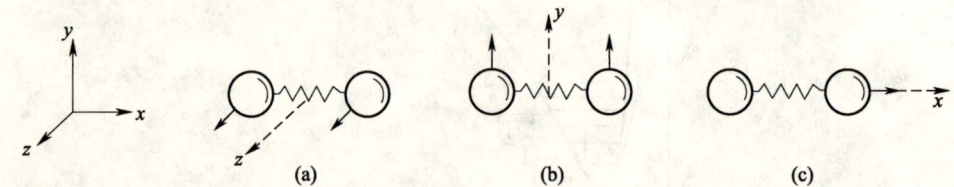

图4.2　分子平移示意图

转动自由度是由原子围绕着一个通过其质心的轴转动引起的。只有原子在空间的位置发生改变的转动,才能形成一个自由度。不能用平动和转动计算的其他所有的自由度,就是振动自由度。

$$振动自由度 = 3N - (平动自由度 + 转动自由度) \tag{4-5}$$

线性分子围绕 x、y、z 轴的转动如图4.3所示。从图中可以看出:绕 y 和 z 轴转动引起原子的位置改变,因此各形成一个转动自由度;分子绕 x 轴转动,原子的位置没有改变,不能形成转动自由度。这样,线性分子的振动自由度为 $3N - (3+2) = 3N - 5$。非线性分子(H_2O)的转动如图4.4所示。由图可知,非线性分子绕 x、y、z 轴转动均改变了原子的位置,都能形成转动自由度。因此,非线性分子的振动自由度为 $3N - 6$。

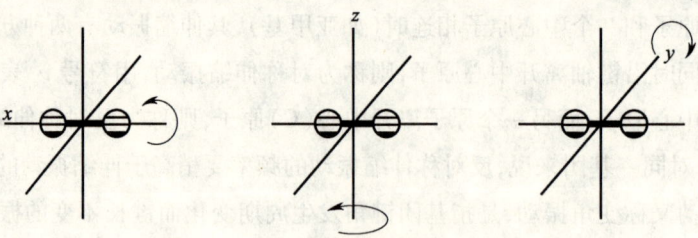

图4.3　线性分子围绕坐标轴的转动

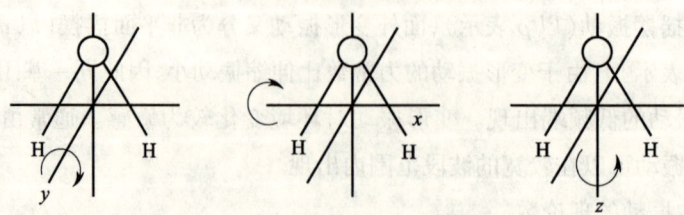

图4.4　非线性分子(H_2O)绕坐标轴旋转

理论上计算的一个振动自由度,在红外光谱上相应产生一个基频吸收带。例如,具有三个原子的非线性分子 H_2O 有 3 个振动自由度。红外光谱图中对应出现三个吸收峰,分别为 3 650 cm^{-1}、1 595 cm^{-1} 和 3 750 cm^{-1}。同样,苯在红外光谱上应出现 $3 \times 12 - 6 = 30$ 个峰。实际上,绝大多数化合物在红外光谱图上出现的峰数远小于理论上计算的振动数,这是由如下原因引起的:

① 没有偶极矩变化的振动,不产生红外吸收,即非红外活性。
② 相同频率的振动吸收重叠,即简并。
③ 仪器不能区别那些频率十分相近的振动,或因吸收带很弱仪器检测不出来。
④ 有些吸收带落在仪器检测范围之外。

4.1.3 近红外光谱的特点

红外吸收光谱是一种分子吸收光谱。当样品受到频率连续变化的红外光照射时,分子吸收了某些频率的辐射,并由其振动或转动引起偶极矩的净变化,产生分子振动和转动能级从基态到激发态的跃迁,使相应于这些吸收区域的透射光强度减弱。记录红外光的百分透射比与波数或波长的关系曲线,就得到了红外光谱。

大多数近红外光谱有着不同于中红外光谱的信息特征。从频率范围划分,近红外光谱的波数在 4 000 cm^{-1} 以上(即 2 500 nm 以下),因此,只有 2 000 cm^{-1} 以上波段的振动才可能在近红外区内产生一级倍频,而能够在 2 000 cm^{-1} 以上产生基频振动的主要是含氢官能团,如 C—H、N—H、S—H 和 O—H 的伸缩振动。其他官能团,如羰基碳与氧原子的伸缩振动、C—N 伸缩振动、C—C 等的伸缩振动在近红外区仅能产生多级倍频。这些多级倍频的信号强度很弱,如羰基的伸缩振动在 1 750 cm^{-1},一级倍频应在 3 000 nm 左右,较弱的二倍频在 2 100 nm 左右,三级倍频在 1 650 nm 左右,这些倍频通常被含氢官能团的一级或二级倍频所掩盖。更弱的四级倍频在 1 370 nm,其强度太弱。

精确确定近红外谱带的归属很困难,因为每个近红外谱带可能是若干个不同基频的倍频和合频谱带的组合,没有锐峰和基线分离的谱峰,大量的是重叠谱峰和肩峰。近红外光谱包含了键强度、化学组分、电负性和氢键的信息。对于固体样品,很多其他信息(如散射、漫反射、特殊反射、表面光泽、折光指数和反射光的偏振等)都被加载到样品的近红外光谱上。这些都使近红外光谱的解析复杂化,也是造成近红外区曾经一度被"遗忘"的原因。这意味着在信息的提取方式及用途上,近红外光谱与中红外光谱有很大的区别。

近红外光谱的波长范围及光谱特征与紫外光谱、可见光谱和中红外光谱的比较参见表 4.1。

表4.1 几种光谱的波长范围及光谱特征比较

光谱范围	波长/nm	光谱特征
紫外光谱	190~360	离域π电子的跃迁,如芳环特征等
可见光谱	360~780	电子跃迁,如颜色的测量
近红外光谱	780~2 500	分子振动基频的倍频和合频的谱带
中红外光谱	2 500~40 000	基频分子振动:伸缩、弯曲、摇摆和剪切

基频及倍频谱带在强度上存在着数量级的差别,表4.2列出C—H键各级倍频在近红外区的波长范围(nm)、相对吸收强度(以基频吸收为"1")以及作溶液分析时建议使用的光程。近红外谱带强度与中红外谱带强度相比,低2~4个数量级。

表4.2 C—H键各级倍频在近红外区的分布

谱带	波长/nm	相对吸收强度	需用的光程(对液态烃样品)/cm
基频	3 380~3 510	1	0.01~0.4
一级倍频	1 690~1 755	0.01	0.1~0.2
二级倍频	1 127~1 170	0.001	0.5~2
三级倍频	845~878	0.000 1	5~10
四级倍频	700~800	0.000 05	10~20

物体对光的散射随着波长的减短而增大,近红外光波长比中红外光波长短,因此,近红外光更适于作漫反射和散射光谱分析。适用于近红外光谱区的光学材料比中红外光谱区的多,用可透过近红外光的普通玻璃和石英材料作光学材料,不仅降低了材料费用,也有利于光学器件的维护,还可使用光纤传输,使得近红外光谱测量更容易。

近红外光谱的上述特征赋予了近红外光谱分析一些独特的魅力,如样品可以不经预处理而直接检测各种类型的样品,除液体样品外还可检测粉末、纤维、糊状、乳状等形式的样品。同时,构成近红外谱带的背景非常复杂,从近红外谱带提取的是弱信息,通常使用化学计量学方法。

在近红外光谱区产生吸收的官能团主要是含氢基团,包括C—H(甲基、亚甲基、甲氧基、羧基、芳基等)、羟基O—H、巯基S—H和氨基N—H(伯胺、仲胺、叔胺和铵盐)等。合频近红外谱带位于2 000~2 500 nm处,一级倍频位于1 400~1 800 nm处,二级倍频位于900~1 200 nm处,三级、四级和更高级倍频则位于780~900 nm处。有关这些含氢基团的主要近红外谱带中心近似位置见表4.3。

表4.3　含氢基团的主要近红外谱带中心近似位置　　　　　　　nm

基团	C—H	N—H	O—H
伸缩振动基频	3 300	2 940	2 740
弯曲振动基频	6 900	6 250	7 700
合频	2 300	2 200	2 000
一级倍频	1 745	1 540	1 450
二级倍频	1 210	1 040	960
三级倍频	934	785	730
四级倍频	762		

虽然近红外光谱分析被称为"黑匣子"分析技术,但是,掌握有机物近红外谱带的归属依然有益于近红外光谱分析的应用,许多文献对有机物近红外谱带作了详细介绍。

4.2　近红外光谱分析技术

现代近红外光谱分析是光谱测量技术、计算机技术、化学计量学技术与基础测试技术的有机结合,是将近红外光谱所反映的样品基团、组成或物态信息与用标准或认可的参比方法测得的组成或性质数据,采用化学计量学技术建立校正模型,然后通过对未知样品光谱的测定和建立的校正模型来快速预测其组成或性质的一种分析方法。

与常规分析技术不同,近红外光谱分析是一种间接分析技术,必须通过建立校正模型(标定模型)来实现对未知样品的定性或定量分析。具体的分析过程主要包括以下几个步骤:① 选择有代表性的样品并测量其近红外光谱;② 采用标准或认可的参比方法测定所关心的组分或性质数据;③ 将测量的光谱和基础数据用适当的化学计量方法建立校正模型;④ 未知样品组分或性质的测定。由近红外光谱分析技术的工作过程可见,现代近红外光谱分析技术包括了近红外光谱仪、化学计量学软件和应用模型三部分。三者的有机结合才能满足快速分析的技术要求,是缺一不可的。

与传统分析技术相比,近红外光谱分析技术具有诸多优点,它能在几分钟内通过对被测样品完成一次近红外光谱的采集测量完成其多项性能指标的测定(最多可达十余项指标)。光谱测量时不需要对分析样品进行预处理,分析过程中不消耗其他材料或破坏样品,分析重现性好、成本低。近红外光谱分析对于经常性的质量监控是十分经济且快速的,但对于偶尔作一两次的分析或分散性样品的分析则不太适用。因为建立近红外光谱模型之前必须投入一定的人力、物力和财力,才能得到一个准确的校正模型。

近红外光谱分析技术由两个要素组成：一是硬件技术，即精密的光谱仪器；二是软件技术，即化学计量学软件。近红外光谱分析仪器按分光器件可分为四种类型，即滤光片型、光栅分光型、傅里叶变换型和声光可调滤光器型。近红外线有很强的穿透能力，其分析仪器有三种测量形式，即漫反射测量、透射测量和漫透射测量。采取哪一种测量方法，主要取决于被测样品的类型。

4.2.1 近红外光谱分析的基本原理

1. 近红外光谱分析的化学基础

近红外光谱分析的范围一般为 $4\,000\text{ cm}^{-1}$ 以上，即波长 $2\,500\text{ nm}$ 以下。由于有不同级别的倍频谱带及不同形式组合的合频吸收，使得谱带复杂，信息丰富。

近红外光的信息强度比中红外光的信息强度要低几个数量级，由于近红外谱区吸收弱，所以可以对不经稀释的样品进行直接测量，分析样品可以不需任何物理、化学制备与预处理，也不需要分析的后处理。一旦近红外光谱的数学模型建立后，对操作人员进行分析的知识背景与经验背景的要求可以大幅降低。

2. 近红外光谱分析的数学基础

作为一种软件技术，近红外光谱分析的重点是用数学方法来解决其谱峰重叠、测量信息高背景低强度、图谱测定不稳定造成光谱失真三大难题。通过化学计量学的多元校正方法来解决谱峰重叠、测量信息高背景低强度的难题，用信息处理技术来校正图谱测定不稳定造成的光谱失真。

3. 近红外光谱常规分析方法

近红外光谱的分析测定技术大体可以分为两大类：一类为透射光谱法，一类为反射光谱法。

透射光谱法就是把待测样品置于作用光与检测器之间，检测器所检测到的分析光是作用光通过样品体与样品分子相互作用后的光，若样品是透明的真溶液（由于被溶解物质即溶质的颗粒大小和溶解度不同，水溶液的透明度会有所不同，较透明的称为真溶液；较混浊的称为胶态溶液，又称假溶液。有些胶态溶液还会进一步在底部形成沉淀，成为沉淀胶态溶液），则分析光在样品中经过的路程一定，透射光的强度与样品组分浓度由比耳定律决定。

反射光谱分析时，检测器与光源置于待测样品的同一侧，检测器检测到的分析光是光源发出的作用光投射到物体后，以各种方式反射回来的光。物体对光的反射分为规则反射光（镜面反射）与漫反射。规则反射光指在物体表面按入射角等于反射角的反射定律发生的反射。漫反射是光投向漫反射体（颗粒或粉末）后，在物体表面或内部发生的方向不定的反射。

4.2.2 近红外光谱的定量分析与定性分析

根据分析结果类型的不同,可将近红外光谱分析分为定量分析和定性分析。

1. 近红外光谱的定量分析

近红外光谱分析与其他吸收光谱按照比耳定律作定量分析类似。作常规光谱定量分析时,需要建立光谱参数与样品含量间的关系(标准曲线)。但对复杂样品作近红外光谱定量分析时,为了解决近红外谱区重叠与谱图测定不稳定的问题,必须充分应用全光谱的信息。这是因为在近红外光谱中和各个谱区内都包含多种成分的信息(即谱峰重叠),而同一种组分的信息分布在近红外光谱的多个谱区;不同组分虽然在某一谱区可能重叠,但在全光谱范围内不可能完全相同。因此,为了区别不同组分,必须应用全光谱的信息建立全谱区的光谱特征与待测量之间的关系即数学模型,确定模型参数,然后以这个模型去定量预测某些信息。

(1) 具有代表性的建模样品的收集

建模样品应为从总体中抽取出的有限个(一般是几十个)能代表研究对象总体的、可用于分析的样本。代表性是指被测对象的不同类型、不同品种、不同来源以及待测组分含量分布等。

(2) 建模样品被测组分化学分析值的测定

因为校正模型是由建模样品被测组分的化学值和有关近红外光谱的吸光度或光密度值经回归得到的,所以模型预测结果的准确性很大程度上取决于标准方法测得的化学值的稳定性,只有准确的化学值才能得到可靠的回归常数,也才能保证未知样品的测定准确性。要保证化学值的准确性,必须注意以下几点:

① 选用国际或国内标准方法测定建模样品。

② 在不同时间测定2、3个平行样品,平行样品之间的相对误差不能大于方法允许的误差范围;测定结果最好以干基(干基就是以单位质量的干空气或干气体为基准表示的湿空气或湿气体的湿度、比热、比容、焓等性质。同样的,以单位质量无水固体为基准表示湿固体中的水分时,也称为干基)含量表示,这样表示的结果不会因空气湿度的变化而波动。

(3) 光谱数据的测量

在测定光谱数据时,应注意仪器的状态实际上每时每刻都在变化,即使同一天,光谱数据也可能由于光源温度的变化而变化,因此在对样品的光谱进行测量时,测量条件应尽量保持一致。在测量光谱时,最好不要按浓度顺序进行测量,以免仪器条件的变化使某个局部浓度区域的光谱发生变化而影响了模型的建立。另外,测量者应该熟悉样品的物理、化学性质,从而能在测量时选择最适合该样品的检测方法。

(4) 光谱数据的预处理

由检测器检测到的光谱信号除含样品待测成分信息外,还包括各种仪器噪声,如高频随机噪声、基线漂移、杂散光及样品背景等。因此，在进行数据分析前，首先应针对特定的光谱测量和样品体系，对测量的光谱进行合理的处理，减弱甚至消除各种非目标因素对光谱信息的影响，为稳定、可靠校正模型的建立奠定基础。常用的预处理方法包括高频噪声的滤除、光谱信号的代数运算（中心化、标准化处理等）、光谱信号的微分、基线校正（消除仪器背景和漂移的影响）和对光谱信号的坐标变换（横轴的波长、波数等单位变换，纵轴的吸光度、透过率、反射率等单位变换）等。

（5）校正模型的建立

建立校正模型是近红外光谱分析中最为重要的一步。多元线性回归（MLR）、主成分回归（PCR）和偏最小二乘回归（PLS）是常用的三种建立校正模型的方法。最近也发展出利用人工神经网络（ANN）建立非线性校正模型的方法。

（6）校正模型的校验

对建立起来的校正模型必须进行校验。常规的做法是将样品集分成两部分，一部分用来建立校正模型，另一部分则用来校验模型。样品不够的情况下，可以使用留一交互校验法。留一交互校验法的优点是校正样品集中，不包含用于校正模型的样品，可以独立地对校正模型进行校验。

2. 近红外光谱的定性分析

近红外光谱定性分析利用了模式识别与聚类的一些算法，主要用于鉴定。利用模式识别的近红外光谱定性分析方法又可分为有监督的方法、无监督的方法和图形显示识别三类。

在模式识别运算时需要有一组用于计算机"学习"的样品集，通过计算机运算得出学习样品所在数学空间的范围；对未知样品运算后，若也在此范围内，则该样品属于学习样品集类型，反之则不属于。聚类运算时不需学习样品集，通过待分析样品的光谱特征，根据光谱近似程度进行分类。而图形显示识别是一种直观有效的方法。在实际应用中，可以利用人类在低维空间模式识别能力强的特点，将高维数据压缩成低维数据，实现图形识别。

4.2.3 近红外光谱的回归分析技术

多元回归分析法主要解决如下问题：

① 使分析对象的测量数据结构简化。

② 用简单的方法形象地表示所研究的复杂对象。

③ 降低复杂体系测量数据的维数。

④ 把相互依赖的变量转换成独立的变量。

⑤ 把所涉及的分析对象按其测量性质进行分类或对各种变量进行分组，并进行变量之间相互关系的分析。

另外，提高信噪比、改善分析选择性、拓宽应用范围等也是多元回归分析法所包含的内容。

1. 多元线性回归

对于一个多组分共存的复杂体系,某一测量信号与多个因素有关。假设响应为 y,各个因素分别为 $x_1, x_2, \cdots, x_n$。如果响应 y 与各因素之间为线性关系,则

$$y = \beta_0 + \beta_1 x_1 + \beta_2 x_2 + \cdots + \beta_n x_n \tag{4-6}$$

通过对 y 和各自变量 $x_i(i=1,2,\cdots,n)$ 的一系列观察值,可以应用最小二乘法确定式(4-6)中的模型参数 $\beta_i(i=0,1,2,\cdots,n)$,从而得到 y 对 $x_i(i=1,2,\cdots,n)$ 的线性回归方程。

利用最大似然法来估计模型参数 $\beta_i(i=0,1,2,\cdots,n)$,得到它们的估计值。令

$$Q = \sum_{i=1}^{m}(y_i - \beta_0 - \beta_1 x_{i1} - \cdots - \beta_n x_{in})^2 \tag{4-7}$$

要使其取得最小值,取 Q 关于各模型参数 β_i 的偏导数,并令它们等于零,得

$$\frac{\partial Q}{\partial \beta_0} = -2\sum_{i=1}^{m}(y_i - \beta_0 - \beta_1 x_{i1} - \cdots - \beta_n x_{in}) = 0$$

$$\frac{\partial Q}{\partial \beta_j} = -2\sum_{i=1}^{m}(y_i - \beta_0 - \beta_1 x_{i1} - \cdots - \beta_n x_{in})x_{ij} = 0 \ (j=1,2,\cdots,n) \tag{4-8}$$

把上式写成矩阵的形式,令

$$\boldsymbol{X} = \begin{bmatrix} 1 & x_{11} & x_{12} & \cdots & x_{1n} \\ 1 & x_{21} & x_{22} & \cdots & x_{2n} \\ \vdots & \vdots & \vdots & & \vdots \\ 1 & x_{m1} & x_{m2} & \cdots & x_{mn} \end{bmatrix}, \boldsymbol{Y} = \begin{bmatrix} y_1 \\ y_2 \\ \vdots \\ y_m \end{bmatrix}, \boldsymbol{B} = \begin{bmatrix} \beta_0 \\ \beta_1 \\ \vdots \\ \beta_n \end{bmatrix} \tag{4-9}$$

则有

$$\boldsymbol{X}^\mathrm{T}\boldsymbol{X}\boldsymbol{B} = \boldsymbol{X}^\mathrm{T}\boldsymbol{Y} \tag{4-10}$$

由此得到用矩阵形式表示的模型参数 β_i 的估计值

$$\hat{\boldsymbol{B}} = \begin{bmatrix} \hat{\beta}_0 \\ \hat{\beta}_1 \\ \vdots \\ \hat{\beta}_n \end{bmatrix} = (\boldsymbol{X}^\mathrm{T}\boldsymbol{X})^{-1}\boldsymbol{X}^\mathrm{T}\boldsymbol{Y} \tag{4-11}$$

则式(4-6)变为

$$\hat{y} = \hat{\beta}_0 + \hat{\beta}_1 x_1 + \hat{\beta}_2 x_2 + \cdots + \hat{\beta}_n x_n \tag{4-12}$$

式(4-12)称为 n 元线性回归方程,简称回归方程。

2. 多元非线性回归

在化学测量中常会遇到一些非线性的问题。如在发射光谱分析中,用感光板记录的发射光谱分析线对的黑度差($\Delta s/r$)和被测组分含量 c 之间的关系就不是线性关系,

它们的关系为

$$\frac{\Delta s}{r} = \lg \alpha + b \lg c \qquad (4-13)$$

处理化学测量中的非线性问题的方法有两种：一种是进行变量代换，将非线性问题变成线性问题去处理；另一种是非线性回归法，即用最小二乘法估计非线性模型中的参数，进而建立非线性的回归模型。

(1) 变量代换法

处理非线性校正问题常用的简单方法是变量代换法。如对式(4-13)所表示的非线性模型可作如下变换

$$\frac{\Delta s}{r} = y, \quad \lg \alpha = a, \quad \lg c = x \qquad (4-14)$$

则式(4-13)可表示为线性关系式

$$y = a + bx \qquad (4-15)$$

这样就可以用一元线性回归的方法来处理。

(2) 非线性最小二乘法

变量代换法是将非线性模型转化为一元或多元线性回归模型，这种方法并非对所有的校正模型都适用。处理各类非线性校正问题的一般方法是用非线性最小二乘法(nonlinear least square)对非线性模型中的各参数进行估计，从而建立非线性校正模型并用于预报。

假设响应量 y 与自变量 x 之间的关系可用以下的非线性模型拟合。

$$y = f(x, b_1, b_2, \cdots, b_n) \qquad (4-16)$$

式中，b_j ——待估计的参数，$j = 1, 2, \cdots, n$；

y ——x 的非线性函数。

如何从 m 次试验所得到的测量值 $(y_i, x_i)(i=1,2,\cdots,m)$ 对参数 $b_j(j=1,2,\cdots,n)$ 作出估计呢？由于非线性函数一般难以直接得到其解析解，因而常用迭代(即逼近)的方法来估计参数 $b_j(j=1,2,\cdots,n)$。

首先给参数 $b_j(j=1,2,\cdots,n)$ 赋予初值 b_j^0，它与真值 b_j 之差为 Δb_j^0，即有

$$b_j = b_j^0 + \Delta b_j^0 \qquad (4-17)$$

所以对参数 b_j 的估计就变成在逐步逼近过程中求 Δb_j 的问题。将函数 $y = f(x, b_1, b_2, \cdots, b_n)$ 在初值 b_j^0 处作 Taylor 级数展开。为使问题简化，略去高次项而只保留一次项，则对于第 i 次试验的观察值有

$$y_i = f(x_i, b_1, b_2, \cdots, b_n) = f_i^0 + \frac{\partial f_i}{\partial b_1}\Delta b_1 + \frac{\partial f_i}{\partial b_2}\Delta b_2 + \cdots + \frac{\partial f_i}{\partial b_n}\Delta b_n + \varepsilon_i$$

$$(4-18)$$

式中，f_i^0 ——各参数为初值 b_j^0 时第 i 次试验时的函数计算值，$f_i^0 = f(x_i, b_1^0, b_2^0, \cdots, b_n^0)$；

$\dfrac{\partial f_i}{\partial b_j}$ ——参数为 b_j^0 时函数的各偏导数值。

所以当给定初值 b_j^0 时,对于一组自变量 $(x_1, x_2, \cdots, x_m)$ 可分别求得 $\dfrac{\partial f_i}{\partial b_j}$ 和 f_i^0 的值,即

$$y_1 = f_1^0 + \frac{\partial f_1}{\partial b_1}\Delta b_1 + \frac{\partial f_1}{\partial b_2}\Delta b_2 + \cdots + \frac{\partial f_1}{\partial b_n}\Delta b_n + \varepsilon_1$$

$$y_2 = f_2^0 + \frac{\partial f_2}{\partial b_1}\Delta b_1 + \frac{\partial f_2}{\partial b_2}\Delta b_2 + \cdots + \frac{\partial f_2}{\partial b_n}\Delta b_n + \varepsilon_2 \quad (4-19)$$

$$\cdots\cdots$$

$$y_m = f_m^0 + \frac{\partial f_m}{\partial b_1}\Delta b_1 + \frac{\partial f_m}{\partial b_2}\Delta b_2 + \cdots + \frac{\partial f_m}{\partial b_n}\Delta b_n + \varepsilon_m$$

将式(4-19)写成矩阵形式,则有

$$\begin{bmatrix} y_1 - f_1^0 \\ y_2 - f_2^0 \\ \vdots \\ y_m - f_m^0 \end{bmatrix} = \begin{bmatrix} \dfrac{\partial f_1}{\partial b_1} & \dfrac{\partial f_1}{\partial b_2} & \cdots & \dfrac{\partial f_1}{\partial b_n} \\ \dfrac{\partial f_2}{\partial b_1} & \dfrac{\partial f_2}{\partial b_2} & \cdots & \dfrac{\partial f_2}{\partial b_n} \\ \vdots & \vdots & & \vdots \\ \dfrac{\partial f_m}{\partial b_1} & \dfrac{\partial f_m}{\partial b_2} & \cdots & \dfrac{\partial f_m}{\partial b_n} \end{bmatrix} \begin{bmatrix} \Delta b_1 \\ \Delta b_2 \\ \vdots \\ \Delta b_n \end{bmatrix} + \begin{bmatrix} \varepsilon_1 \\ \varepsilon_2 \\ \vdots \\ \varepsilon_m \end{bmatrix} \quad (4-20)$$

由此可以得到一组线性方程组。由最小二乘法即可解出方程组中的 $\Delta b_j (j=1, 2, \cdots, n)$。最小二乘法要求每次测量误差的平方和最小,即

$$\sum_{i=0}^{m} \varepsilon_i^2 \to \min \quad (4-21)$$

最小二乘法的矩阵算法表示如下所述。令

$$\Delta \boldsymbol{y} = \begin{bmatrix} y_1 - f_1^0 \\ y_2 - f_2^0 \\ \vdots \\ y_m - f_m^0 \end{bmatrix} \quad (4-22)$$

$$\boldsymbol{F} = \begin{bmatrix} \dfrac{\partial f_1}{\partial b_1} & \dfrac{\partial f_1}{\partial b_2} & \cdots & \dfrac{\partial f_1}{\partial b_n} \\ \dfrac{\partial f_2}{\partial b_1} & \dfrac{\partial f_2}{\partial b_2} & \cdots & \dfrac{\partial f_2}{\partial b_n} \\ \vdots & \vdots & & \vdots \\ \dfrac{\partial f_m}{\partial b_1} & \dfrac{\partial f_m}{\partial b_2} & \cdots & \dfrac{\partial f_m}{\partial b_n} \end{bmatrix} \quad (4-23)$$

$$\Delta \boldsymbol{b} = \begin{bmatrix} \Delta b_1 \\ \Delta b_2 \\ \vdots \\ \Delta b_n \end{bmatrix} \qquad (4-24)$$

则可得到矩阵简式为

$$\Delta \boldsymbol{y} = \boldsymbol{F} \Delta \boldsymbol{b} \qquad (4-25)$$

从而得到其最小二乘解为

$$\Delta \boldsymbol{b} = (\boldsymbol{F}^{\mathrm{T}} \boldsymbol{F})^{-1} \boldsymbol{F}^{\mathrm{T}} \Delta \boldsymbol{y} \qquad (4-26)$$

由此即得各系数的增量 $\Delta b_1, \Delta b_2, \cdots, \Delta b_n$。进而得到各参数的新的估计值为

$$b_j^1 = b_j^0 + \Delta b_j$$

以 b_j^1 作为第二次迭代的初值,重复以上步骤进行计算,直至收敛。

与线性回归的情况有所不同,矩阵 $\boldsymbol{F}$(常称为 Jacobian 矩阵)与参数 b_j 有关,每一次新的迭代矩阵 $\boldsymbol{F}$ 都要重新计算($\boldsymbol{F}^0 \to \boldsymbol{F}^1 \to \boldsymbol{F}^2 \to \cdots$);而在线性回归中,系数矩阵不随变量而变化,因此它不需要因参数的变化而更新。

与线性回归相比,非线性回归的运算量较大,而参数初值的选择对迭代收敛的速度有较大影响。

4.2.4 近红外光谱的主成分分析技术

主成分分析(principal component analysis,PCA)是对多变量数据进行统计处理的一种数据线性投影方法,它在尽可能保留原有信息的基础上将高维空间中的样本映射到较低维的主成分空间中。其基本思路是通过构造原变量的线性组合来产生一系列互不相关的新变量,从中选出少数几个新变量并使它们含有尽可能多的原变量信息,从而使得用这几个新变量代替原变量分析问题和解决问题成为可能。

1. 主成分回归

主成分回归(principal component regression,PCR)在校正模型的建立中得到较多的应用,其优点是不需要专门寻找建模的波长,而是用全谱数据通过因子分析来建立模型。它是通过把原始数据进行线性组合来建立新的变量。在这种方法中,产生的变量(主成分)可用一、二维系统描述,每一个主成分的总方差是它的特征值。PCA 方法的优越之处在于所有主成分是相互垂直的,这样在不减少光谱信息的情况下可消除共线性,得到一个更好的模型。处理原始光谱得到每一个主成分的量叫得分,它对应于主成分轴上每一样品的位置。PCR 是将样品的得分对参考含量进行回归来建立定量模型。该方法能有效地解决多元线性回归中遇到的共线问题、变量数使用限制问题,也在一定程度上解决了消噪的问题。该方法的优点有:① 可以使用整体量测数据(原始全谱或部分数据),能充分利用数据信息,使用更多的数据则能利用数据的平均效应增

强模型的抗干扰能力;②解决了共线问题;③适用于复杂分析体系,不需要知道干扰组分的存在就可以预测被测组分。

设有 n 个样品,每个样品观测 p 项指标:$X_1, X_2, \cdots, X_p$,得到原始数据资料阵

$$X = \begin{bmatrix} x_{11} & x_{12} & \cdots & x_{1p} \\ x_{21} & x_{22} & \cdots & x_{2p} \\ \vdots & \vdots & & \vdots \\ x_{n1} & x_{n2} & \cdots & x_{np} \end{bmatrix} \overset{\Delta}{=} (X_1, X_2, \cdots X_p) \qquad (4-27)$$

$X = (X_1, X_2, \cdots, X_p)$ 为原始变量向量,作 $X_1, X_2, \cdots, X_p$ 的线性组合得到主成分分析数学模型

$$\begin{cases} F_1 = a_{11}X_1 + a_{21}X_2 + \cdots + a_{p1}X_p \\ F_2 = a_{12}X_1 + a_{22}X_2 + \cdots + a_{p2}X_p \\ \cdots\cdots\cdots\cdots \\ F_p = a_{1p}X_1 + a_{2p}X_2 + \cdots + a_{pp}X_p \end{cases} \qquad (4-28)$$

式中,$F = (F_1, F_2, \cdots, F_p)$——主成分向量;

a_{ij}——因子载荷系数,$i, j = 1, 2, \cdots, p$。

在回归分析中,自变量的复共线性状态会使回归方程处于"病态"。这种病态使回归系数的估计变得十分不稳定,甚至不合理。回归系数估计的误差为

$$D((\hat{\beta} - \beta)^T (\hat{\beta} - \beta)) = 2\sigma^2 \sum_{i=1}^{p} (1/\lambda_i^2) \qquad (4-29)$$

式中,β——回归系数;

$\hat{\beta}$——β 的估计;

D——方差;

σ^2——误差方差;

λ_i——原始变量相关阵 R 的第 i 个特征根。

由于 R 的复共线状态,使得至少有一个特征根非常接近于 0,这样它的倒数变得很大,使得回归系数估计的方差也变得很大。

这种情况下,可以先作主成分分析得到相互正交的主成分得分变量,用主成分得分变量代替原始变量进行回归分析,因为主成分之间的正交性使得复共线性不复存在,这样"病态"就会解除,最后将主成分得分建立的回归方程还原为原始变量的回归方程,即为主成分回归。

2. 奇异值分解

现有数据测量矩阵 $X_{n \times p, n}$ 表示测量目标,p 表示测量通道数。将奇异值分解(singular value decomposition,SVD)这种重要的矩阵代数算法用于数据阵 X 的分解,可得

$$X = U\Lambda V^T \text{ 或 } \Lambda = U^T X V \qquad (4-30)$$

式中，U——$n \times r$ 阶行正交矩阵；

V——$p \times r$ 阶列正交矩阵；

Λ——$r \times r$ 阶对角阵；

r——维数，它的最大值可为 n 或 p 中的较小者。

对角阵 Λ 中的对角元素均为正值，而非对角元素均为零。SVD 分解还可用矩阵 U 和 V 的列向量来表示，即

$$X = \lambda_1 u_1 v_1^T + \lambda_2 u_2 v_2^T + \cdots + \lambda_r u_r v_r^T = \sum_{i=1}^{r} \lambda_k u_k v_k^T \qquad (4-31)$$

由于矩阵 U 和 V 中列向量的正交性，有

$$U^T U = V^T V = I_r \qquad (4-32)$$

式中，I_r——$r \times r$ 阶单位阵。

该式表示矩阵 U 和 V 各列元素平方和为 1，而列向量间的内积为零，向量的这种性质称为正交性。

3. 特征值和特征向量

设测量矩阵 X 的行数 n 大于列数 p，则有 $r \leq p < n$，这里 r 称为矩阵 X 的秩，其表示测量数据矩阵 X 的无关变量数目。

利用前节所述的 SVD 分解可以得到

$$C_n = XX^T = U\Lambda\Lambda^T V\Lambda\Lambda^T = U\Lambda^2 U^T \qquad (4-33)$$

$$C_p = X^T X = V\Lambda\Lambda^T U\Lambda\Lambda^T = V\Lambda^2 V^T \qquad (4-34)$$

式中，C_n——$n \times n$ 阶数据矩阵 X 行乘积的对称方阵；

C_p——$p \times p$ 阶数据矩阵 X 列乘积的对称方阵；

Λ^2——将矩阵 Λ 主对角线上的元素平方后得到的矩阵。

上式所表示的矩阵分解方法常称为特征值分解（eigenvalue decomposition，EVD）。EVD 还可表示为

$$U^T C_n U = V^T C_p V = \Lambda^2 \qquad (4-35)$$

也就是说，通过正交矩阵 U，对称方阵 C_n 可被对角化而转换成 Λ^2；同样通过正交矩阵 V，对称方阵 C_p 也可被对角化而转换成 Λ^2。

如果 u_1 和 v_1 为最大特征值 λ_1^2 所对应的特征向量，则式（4-35）可写为

$$u_1^T C_n u_1 = v_1^T C_p v_1 = \lambda_1^2 \qquad (4-36)$$

对于所有的正交向量 $u_1, u_2, \cdots, u_r$ 和 $v_1, v_2, \cdots, v_r$，可以得到

$$(C_n - \lambda_k^2 I_n) u_k = O_k \qquad (4-37)$$

$$(C_p - \lambda_k^2 I_p) v_k = O_k \qquad (4-38)$$

则可得到特征方程为

$$|C_n - \lambda_k^2 I_n| = 0 \qquad (4-39)$$

$$|C_p - \lambda_k^2 I_p| = 0 \qquad (4-40)$$

① t_1 和 u_1 尽可能大地携带它们各自数据表中的变异信息。

② t_1 和 u_1 的相关程度最大。

这两个要求表明:t_1 和 u_1 应尽可能好地代表数据表 X 与 Y,同时自变量的成分 t_1 对因变量的成分 u_1 有最强的解释能力。

在第一个成分 t_1 和 u_1 被提取后,偏最小二乘回归分别实施 X 对 t_1 的回归和 Y 对 t_1 的回归。如果此时回归方程已经达到满意的精度,则算法停止;否则,将利用 X 被 t_1 解释后的残余信息以及 Y 被 t_1 解释后的残余信息进行第二个成分的提取。如此反复,直到能达到一个较满意的精度为止。若最终对 X 共提取了 m 个成分 $t_1,t_2,\cdots,t_m(m\leq p)$,对因变量 $\{y_1,y_2,\cdots,y_q\}$ 中的任一变量 $y_k(k=1,2,\cdots,q)$,偏最小二乘回归将实施 y_k 对 $t_1,t_2,\cdots,t_m(m\leq p)$ 的回归,由于 $t_1,t_2,\cdots,t_m$ 都是 $x_1,x_2,\cdots,x_p$ 的线性组合,最后可表达成 y_k 对原变量 X 的回归方程。

2. 偏最小二乘回归的建模步骤

为了数学推导方便起见,首先将数据作标准化处理。X 经标准化处理后的数据矩阵记为 $E_0 = (E_{01},E_{02},\cdots,E_{0p})_{n\times p}$,$Y$ 经标准化处理后的数据矩阵记为 $F_0 = (F_{01},F_{02},\cdots,F_{0q})_{n\times q}$。

第一步:记 t_1 是 E_0 的第一个成分,$t_1 = E_0 w_1$,w_1 是 E_0 的第一个轴,它是一个单位向量,即 $\|w_1\| = 1$;记 u_1 是 F_0 的第一个成分,$u_1 = F_0 c_1$,c_1 是 F_0 的第一个轴,并且 $\|c_1\| = 1$。如果 t_1、u_1 分别能很好地代表 X 和 Y 中的数据变异信息,根据主成分分析原理,应该有

$$\text{Var}(t_1) \to \max \tag{4-44}$$

$$\text{Var}(u_1) \to \max \tag{4-45}$$

另一方面,由于回归建模的需要,又要求 t_1 对 u_1 有最大的解释能力,由典型相关分析的思路可知,t_1 与 u_1 的相关系数应达到最大值,即

$$r(t_1,u_1) \to \max \tag{4-46}$$

因此,综合起来,在偏最小二乘回归中,要求 t_1 与 u_1 的协方差达到最大,即

$$\text{Cov}(t_1,u_1) = \sqrt{\text{Var}(t_1)\text{Var}(u_1)}\, r(t_1,u_1) \to \max \tag{4-47}$$

正规的数学表达应该是求解下列优化问题,即

$$\max_{w_1,c_1}\langle E_0 w_1, F_0 c_1\rangle \tag{4-48}$$

$$w_1^\mathrm{T} w_1 = I, c_1^\mathrm{T} c_1 = I \tag{4-49}$$

因此,将在 $\|w_1\|^2 = 1$ 和 $\|c_1\|^2 = 1$ 的约束条件下,去求 $\langle E_0 w_1, F_0 c_1\rangle$ 的最大值。根据拉格朗日法求得第一个轴 w_1 和 c_1 后,即可得到成分

$$t_1 = E_0 w_1 \tag{4-50}$$

$$u_1 = F_0 c_1 \tag{4-51}$$

w_1 是对应于矩阵 $E_0^\mathrm{T} F_0 F_0^\mathrm{T} E_0$ 最大特征值的单位特征向量,c_1 是对应于矩阵

式(4-39)、式(4-40)为 r 次方程,可解得 r 个正实根 λ_k^2,式中 $r \leqslant p < n$。

4.2.5 近红外光谱的偏最小二乘回归分析技术

偏最小二乘回归分析方法是一种新型的多元统计数据分析方法,是由伍德(S. Wold)和阿巴诺(C. Albino)等人于1983年首次提出的。它集多元线性回归分析、典型相关分析和主成分分析的基本功能于一体,将建模预测类型的数据分析方法与非模式的数据认识性分析方法有机地结合在一起,能够在自变量存在严重多重相关性的条件下进行回归建模,更易于分析与因变量相关的因素,使自变量的回归系数更容易解释。密西根大学的弗耐尔教授称其为第二代回归分析方法。

偏最小二乘回归方法与普通最小二乘回归方法在思路上的主要区别:它在回归建模过程中采用了信息综合与筛选技术,它不再直接考虑因变量与自变量集合的回归模型,而是在自变量系统中提取若干对因变量系统具有最佳解释能力的新综合变量(即成分提取),然后利用它们进行回归建模。

1. 偏最小二乘回归分析方法的思想和算法

偏最小二乘回归分析方法既然是多元线性回归分析、典型相关分析和主成分分析的有机结合,其建模原理也建立在这三种分析方法之上。

在主成分分析中,对于一组自变量的多维数据组 X,为了找到能较好地概括原数据信息的综合变量,可在 X 中提取第一主成分 F_1,使得 F_1 中所包含的原数据变异信息达到最大,即

$$\text{Var}(\boldsymbol{F}_1) \to \max \tag{4-41}$$

在典型相关分析中,为了从整体上研究因变量数据组 Y 和自变量数据组 X 之间的相关关系,可分别在 X 和 Y 中提取典型成分 F_1 和 G_1,在使原变量数据均是标准化的条件下使它们满足

$$\max r(\boldsymbol{F}_1, \boldsymbol{G}_1) \tag{4-42}$$

$$\boldsymbol{F}_1^\mathrm{T} \boldsymbol{F}_1 = \boldsymbol{I}, \quad \boldsymbol{G}_1^\mathrm{T} \boldsymbol{G}_1 = \boldsymbol{I} \tag{4-43}$$

上式中参数具体化后,可通过拉格朗日算法求解。在能够达到相关度最大的综合变量 F_1 和 G_1 之间,如果存在明显的相关关系,则可以认为 X 和 Y 之间也存在相关关系,可采用回归分析法进行分析。

偏最小二乘回归方法可以进行多因变量或单因变量对多自变量的回归,下面介绍偏最小二乘回归分析的建模方法。

设有 q 个因变量 $y_1, y_2, \cdots, y_q$ 和 p 个自变量 $x_1, x_2, \cdots x_p$。为了研究因变量与自变量的统计关系,观测 n 个样本点,由此构成自变量与因变量的数据表 $\boldsymbol{X} = [x_1, x_2, \cdots, x_p]_{n \times p}$ 和 $\boldsymbol{Y} = [y_1, y_2, \cdots, y_q]_{n \times q}$,分别在 X 与 Y 中提取成分 t_1 和 u_1(也就是说 t_1 是 $x_1, x_2, \cdots, x_p$ 的线性组合,u_1 是 $y_1, y_2, \cdots y_q$ 的线性组合)。在提取这两个成分时,为了回归分析的需要,有下列两个要求:

$F_0^T E_0 E_0^T F_0$ 最大特征值的单位特征向量。

然后,分别求 E_0 和 F_0 对 t_1 和 u_1 的三个回归方程

$$E_0 = t_1 p_1^T + E_1 \quad (4-52)$$

$$F_0 = u_1 q_1^T + F_1^* \quad (4-53)$$

$$F_0 = t_1 r_1^T + F_1 \quad (4-54)$$

式中,回归系数向量分别为

$$p_1 = \frac{E_0^T t_1}{\| t_1 \|^2} \quad (4-55)$$

$$q_1 = \frac{F_0^T u_1}{\| u_1 \|^2} \quad (4-56)$$

$$r_1 = \frac{F_0^T t_1}{\| t_1 \|^2} \quad (4-57)$$

而 E_1、F_1^* 和 F_1 分别是三个回归方程的残差矩阵。

第二步:用残差矩阵 E_1 和 F_1 取代 E_0 和 F_0,然后求第二个轴 w_2 和 c_2 以及第二个成分 t_2 和 u_2,有

$$t_2 = E_1 w_2 \quad (4-58)$$

$$u_2 = F_1 c_2 \quad (4-59)$$

w_2 是对应于矩阵 $E_1^T F_1 F_1^T E_1$ 最大特征值的单位特征向量,c_2 是对应于矩阵 $F_1^T E_1 E_1^T F_1$ 最大特征值的单位特征向量。计算回归系数

$$p_2 = \frac{E_1^T t_2}{\| t_2 \|^2} \quad (4-60)$$

$$r_2 = \frac{F_1^T t_2}{\| t_2 \|^2} \quad (4-61)$$

因此有回归方程

$$E_1 = t_2 p_2^T + E_2 \quad (4-62)$$

$$F_1 = t_2 r_2^T + F_2 \quad (4-63)$$

如此计算下去,如果 X 的秩是 A,则会有

$$E_0 = t_1 p_1^T + \cdots + t_A p_A^T \quad (4-64)$$

$$F_0 = t_1 r_1^T + \cdots + t_A r_A^T + F_A \quad (4-65)$$

由于 $t_1, t_2, \cdots, t_A$ 均可以表示成 $E_{01}, E_{02}, \cdots, E_{0p}$ 的线性组合,因此式(4-65)还可以还原成 $y_k^* = F_{0k}$ 关于 $x_j^* = E_{0j}$ 的回归方程,即

$$y_k^* = a_{k1} x_1^* + \cdots + a_{kp} x_p^* + F_{Ak} (k = 1, 2, \cdots, q) \quad (4-66)$$

式中,F_{Ak}——残差矩阵 F_A 的第 k 列。

y_k^*、x_i^* 可分别表示为

$$y_k^* = \frac{y_k - E\{y_k\}}{S_{y_k}} (k = 1, 2, \cdots, q) \qquad (4-67)$$

$$x_i^* = \frac{x_i - E\{x_i\}}{S_{x_i}} (i = 1, 2, \cdots, p) \qquad (4-68)$$

式中,$E\{y_k\}$、$E\{x_i\}$——y_k 和 x_i 的样本均值;

S_{y_k} 和 S_{x_i} ——y_k 和 x_i 的样本均方差。

由式(4-67)、式(4-68),回归方程还可以写成原始变量的偏最小二乘回归方程,即

$$\hat{y}_k = \left[E(y_k) - \sum_{i=1}^{p} a_{ki}\frac{S_{y_k}}{S_{x_i}}E(x_i)\right] + a_{k1}\frac{S_{y_k}}{S_{x_1}}x_1 + \cdots + a_{kp}\frac{S_{y_k}}{S_{x_p}}x_p \qquad (4-69)$$

3. 交叉有效性原则

记 y_i 为原始数据,$t_1, t_2, \cdots, t_m$ 是在偏最小二乘回归过程中提取的成分;$\hat{y}_{hi}$ 是使用全部样本点并提取成分 $t_1, t_2, \cdots, t_h$ 进行回归建模后,第 i 个样本点的拟合值;$\hat{y}_{h(-i)}$ 是在建模时删去第 i 个样本点,取成分 $t_1, t_2, \cdots, t_h$ 回归建模后,第 i 个样本点的拟合值。记

$$\begin{cases} ss_h = \sum_{i=1}^{n} (y_i - \hat{y}_{hi})^2 \\ PRESS_h = \sum_{i=1}^{n} (y_i - \hat{y}_{h(-i)})^2 \\ Q_h^2 = 1 - \frac{PRESS_h}{ss_h} \end{cases} \qquad (4-70)$$

当 $Q_h^2 \geq 0.0975$ 时,引进新的成分 t_h 会对模型的预测能力有明显的改善作用,这就是交叉有效性原则。

从前面的论述可以看到偏最小二乘法的主要特点:在尽可能提取包含自变量更多信息成分的基础上,保证提取成分与因变量间具有最大相关性,当数据的观测数量较少,有缺失数据或存在多重相关性时,该方法仍可以对因变量进行较好地预测。每个自变量对因变量影响的大小可以用变量投影重要性(variable importance for projection, VIP)来表示,VIP 表示每个自变量在回归模型拟合中对于其他自变量和因变量的价值,VIP 值越大,则相应自变量对因变量解释的相关性越强。因此,VIP 值可以作为自变量筛选的重要指标。

李军会等人在局部加权(LWR)回归方法的基础上,实现了局部偏最小二乘回归的原理和方法,从而提高了近红外数学模型的预测准确度,建立了具有高度适应性的近红外数学模型。

4.2.6 近红外光谱的人工神经网络分析技术

上述方法是基于线性回归方式的多元校正方法,它们都基于这样一种假设,即所

研究的近红外光谱满足线性加和的关系。但在实际应用中，近红外吸收光谱与样品含量测定值之间具有一定的非线性。另外，由于各组分的相互作用、仪器噪声和基线漂移等原因，也会引入非线性现象。因此，在建立近红外光谱的校正模型时应该考虑非线性因素的影响。

在第2章探讨了利用人工神经网络实现闪光视觉诱发电位信号的有效提取方法。对于非线性特性较强的近红外光谱的应用场合，通过人工神经网络方法建立非线性的近红外光谱校正模型已经引起了较多的关注和应用。

红外光谱分析中应用的人工神经网络分析技术是光谱分析中应用最广泛的模式识别技术。Tanabe等人利用神经网络系统对1 129个红外谱图进行了识别，该系统由两部分组成，能在0.1 s内鉴别未知谱；张卓勇等人探讨了人工神经网络在光谱分析重叠信号解析中的应用；齐锋等人研究了人工神经网络方法在提高差分光学吸收光谱系统测量精度方面的应用，获得了良好的效果。

4.3　基于近红外光谱的颅内压无创检测方法的实现

人体组织可以看做是一种光学浑浊介质，对于近红外区域（780～2 526 nm）的光具有相对的透明性，利用近红外波段光对组织的良好通透性及不同组织成分在该波段的光学性质差异，可以实现对组织的精确测量。

近红外光穿透人体组织的过程中，不断地被组织中的脱氧血红蛋白（deoxygenated-hemoglobin，Hb）、氧合血红蛋白（oxygenated-hemoglobin，HbO_2）、细胞色素（Cytaa3）所吸收而衰减。光的吸收遵循比尔－朗伯（Beer-Lambert）定律，血液中Cytaa3含量很少，对近红外光的吸收主要与Hb、HbO_2有关，其吸收峰分别在760 nm和850 nm，两者的相对变化反映了血氧含量的大小。用两种不同波长的入射光照射脑组织，再根据接收到的两种波长的部分散射光的不同强度，可直接计算出组织中的Hb和HbO_2浓度，并推导出THb、SaO_2、CBF和CBV等血氧和血流动力学参数。目前认为脑组织局部血氧含量（$rScO_2$）正常值为64%±3.4%，小于55%时提示异常，小于35%时将出现严重脑组织缺氧性损害。影响$rScO_2$的因素主要有缺氧、ICP升高和CPP下降。

1977年Jobsis首先利用无创NIRS技术测量了脑组织的血氧参数，但脑组织外的脑脊液、软脑膜、颅骨和头皮中的血供影响了参数的准确性，其空间分辨率较低。随后，Rostrup等和Masako等将NIRS光纤探头发展成点阵排列，并与MRI、PET等进行图像融合，提高了空间分辨率。Nikolaus等通过手术暴露硬脑膜后，对雄性大鼠的脑组织Hb、HbO_2和SaO_2进行了测量，将空间分辨率提高到了毫米级，但该方法创伤过大，实用性差，不易在人体中开展类似的研究。Mcleod等在对吸氧的颅脑创伤患者不同吸氧分数（FiO_2）下脑组织氧探头、NIRS和颈内静脉血氧饱和度3种监测手段进行比较后发现,3种监测手段无明显差异。Brawanski 等对9名严重颅脑创伤和3名蛛网膜下隙出血患者进行 NIRS 监测与脑组织氧分压($tipO_2$)监测,认为两者提供的脑氧信息一致。Keller 等用 NIRS 结合吲哚氰绿染色法,对外伤性蛛网膜下腔出血(SAH)后脑血管痉挛病人进行超选择灌注罂粟碱前后监测 TOI,证实局部 TOI 的明显提高与血管痉挛的解除、临床症状改善相一致。Vets 等对14例手术者同时进行 NIRS、TCD 和 EEG 监测,认为 NIRS 在评价该手术术中脑血流灌注方面还有待成熟。

金科等人以重型颅脑损伤术后 ICP<30 mmHg 的患者为研究对象,观察不同剂量甘露醇治疗后 $rScO_2$ 和颅内压的变化规律。利用近红外光谱仪持续监测 $rScO_2$,并用颅内压监护仪得到 ICP 值,探讨两者之间的关系和甘露醇的使用方法。

NIRS 技术具有无创、连续、实时和无放射性等优点,可用于颅脑创伤后血肿定位及脑氧代谢情况的监测,便于及时发现继发损伤,指导治疗,评价预后。Patrick 等人认为,近红外光谱监测与 ICP 之间有良好的相关性,通过此法获得的监测值可计算 ICP,具有较高的敏感性,并具有良好的前景。但是 NIRS 也存在一定的局限性:① 探头与头皮的接触如果欠紧密,容易引起光子显著的额外丢失,即使将头发剃除,留在皮肤内的发根仍可能造成光子丢失及信噪比下降。监测过程中正常的脑外血流、外界光源均能使结果出现偏差。② 头皮、颅骨、硬脑膜、脑脊液和软脑膜等脑组织外的多层解剖结构使原本"香蕉形"光的行径变得更加复杂和随机,脑组织容量及代表 NIRS 信号的脑皮质静脉、毛细血管以及动脉血的比例成分不能恒定也会造成结果偏差。③ 对颅脑创伤患者,未能察觉的头皮下及颅内小出血灶会影响脑氧监测结果,对开颅术后存在硬膜下积气的病人也是如此。④ 与其他一些影像学检查(如 CT、MRI)相比,定位较差。⑤ 一些研究显示,不同型号近红外光谱仪的结果之间无明显相关性。

为了解决 NIRS 准确性及空间定位较差的问题,国内外学者基于光散射原理开发出微创近红外光谱仪。近红外光射入组织后,在介质的表面(如与神经活动相关的神经元细胞膜表面)发生散射,表征这一作用的光学参数,称为优化散射系数(scattering coefficient)μ_s'。它表示散射事件发生的频率,或者单位路径内光子因散射而损失的光能量的比率。μ_s' 既是组织结构的固有光学特征,又能反映与神经元活动相关的变化,且受组织内血流量、血红蛋白及水含量等影响小,与吸收系数(absorption coefficient)μ_a 相比数值相对稳定,更适宜作为组织定位的特征参数。

1997年,Johns 等将入射光纤和接收光纤分别安放在针管中,进行了大鼠脑组织的实时微创在位研究,两种光纤头相隔距离可以按要求进行调节,但实验过程中两种光纤头间实际间距和夹角无法精确控制,对实验数据有一定影响。Qian 等把入射光纤和接收光纤之间的距离进一步缩小,制成"针管样探头",测得活体组织的 μ_s',发现 μ_s' 与组织间质的含水量、结构纤维的密度、细胞结构的外形和大小有关。这项技术的优点是将空间分辨率提高到了 2~3 mm、微创,且由于两光纤间的夹角和间距恒定,系统误差小。Johns 等在此基础上对反射系数进行了修正。李宽正等用微创近红外光谱仪对正常大鼠注射脱水剂后进行监测,发现注射甘露醇和7.5%氯化钠的大鼠 μ_s' 分别下降了 2.67% ± 0.35% 和 5.62% ± 0.46%,与脑水含量的变化有较好的相关性(r = 0.826),表示鼠脑皮质局部 μ_s' 可作为高渗药物脱水作用评估指标之一。

与无创 NIRS 相比,微创 NIRS 提高了测量准确度和空间精确度,但目前仅在动物实验中应用,需进行大量的动物和人体实验研究才能最终用于临床监测。

本章参考文献

[1] 刘建学. 实用近红外光谱分析技术. 北京:科学出版社,2008.

[2] 天津港东科技发展有限公司. 浅谈近红外光谱分析技术[EB/OL]. [2008-11-01]. http://www.instrument.com.cn/bbs/shtml/20081101/1560416.

[3] 金科,兰青. 脑氧饱和度及颅内压监护对不同剂量甘露醇治疗作用的评估. 苏州大学学报(医学版),2005,25(1):115-119.

[4] 何亮,杨天明. 颅脑创伤无创监测技术研究进展. 东南大学学报(医学版),2008,27(2):134-139.

[5] 丁东. 近红外光谱技术及其在生物医学中的应用研究. 吉林:吉林大学,2004.

[6] 张卉,宋妍,冷静,等. 近红外光谱分析技术. 光谱实验室,2007,24(3):388-394.

[7] 陆婉珍. 现代近红外光谱分析技术. 北京:中国石化出版社,2007.

[8] 吉海彦. 近红外光谱仪器技术. 现代科学仪器,2001(6):25-28.

[9] 刘罗曼. 用主成分回归分析解决回归模型中复共线性问题. 沈阳师范大学学报,2008,26(1):42-44.

[10] 李军会,秦西云,张文娟,等. 局部偏最小二乘回归建模参数对近红外检测结果的影响研究. 光谱学与光谱分析,2007,27(2):262-264.

[11] 许凤华. 偏最小二乘回归分析中若干问题的研究. 青岛:山东科技大学,2006.

[12] 杨红宁,武海滨,李叶. 影响血糖水平因素的偏最小二乘分析. 中国卫生统计,2009,26(1):77-78.

[13] 左平,马驷良,马捷. 近红外光谱分析中人工神经网络法的应用. 吉林大学学报(理学版),2006,44(1):57-60.

[14] 张银,周孟然. 人工神经网络 BP 算法在近红外光谱分析中的应用. 红外,2006,27(11):1-4.

[15] 张卓勇,刘思东. 人工神经网络校正 ICP-AES 中重叠光谱干扰. 光谱学与光谱分析,1997,17(5):77-81.

[16] 齐锋,刘文清,周斌,等. 利用人工神经网络方法提高差分光学吸收光谱系统测量精度研究. 光学学报,2002,22(11):1345-1349.

[17] Kurth C D, Steven J M, Nicolson S C. Cerebral oxygenation during cardiopulmonary bypass in children. Anesthesiology, 1995, 82:74-82.

[18] Rostrup E, Law I, Pott F, et al. Cerebral hemodynamics measured with simul-taneous PET and

near-infrared spectroscopy in humans. Brain Res, 2002, 954: 183-193.

[19] Masako O, Haruka D, Koji S, et al. Multimodal assessment of cortical activation during apple peeling by NIRS and fMRI. Neuro Image, 2004, 21: 1275-1288.

[20] Nikolaus P, Christiane P, Markus R, et al. Measurement of absolute values of hemoglobin oxygenation in the brain of small rodents by near infrared reflection electrophotometry. Journal Neurosci Methods, 2002, 114: 107-117.

[21] Mcleod A D, Igielman F, Elwell C, et al. Measuring cerebral oxygenation during normobaric hyperoxia: a comparison of tissue microprobes, near-infrared spectro-scopy, and jugular venous oximetry in head injury. Anesth Analg, 2003, 97: 851-856.

[22] Brawanski A, Faltermeier R, Rothoerl R F, et al. Comparsion of near-infrared spectroscopy and tissue PO_2 time series in patients after severe head injury and aneurismal subarachnoid hemorrhage. Journal Cereb Blood Flow Metabol, 2002, 22:605-611.

[23] Keller E, Nadler A, Imhof H G, et al. New methods for monitoring cerebral oxygenation and hemodynamics in patients with subarachnoid hemorrhage. Acta Neurochir Suppl, 2002, 82: 87-92.

[24] Vets P, Broecke P, Adriaensen H, et al. Cerebral oximetry in patients undergoing carotid endarterectomy: preliminary results. Acta Anaesthesiol Belg, 2004, 55: 215-220.

[25] Patrick W, Melville S, Mark G, et al. Near infrared spectroscopy in patient with sever brain injury and elevated ICP: a pilot study. Acta Neurochir Suppl(wien), 1997, 70(1): 112-119.

[26] Dullenkopf A, Frey B, Baenziger O, et al. Measurement of cerebral oxygenation state in anaesthetized children using the INVOS 5100 cerebral oximeter. Paediatr Anaesth, 2003, 13: 384-391.

[27] Johns M, Liu H L. Calculating the reduced scattering coefficient of turbid media from a single optical reflectance signal. SPIE Proc., International Society for Optical Engineering, 2003:4958-4961.

[28] Qian Z Y, Victor S S, Gu Y Q, et al. "Look-Ahead Distance" of a fiber probe used to assist neurosurgery: Phantom and Monte Carlo study. Optics Express,2003,11(16): 1844-1855.

[29] 刘汉莉,钱志余,陈仁文,等. 生物组织光学参数:优化散射系数($\mu s'$)的实时在位测定. 南京航天航空大学学报, 2004, 36(3): 369-372.

[30] 钱志余,顾月清,刘汉莉. 实时在位测定大鼠脑组织优化散射系数($\mu s'$)的技术研究. 中国医学物理学杂志, 2005,22(2): 463-465.

[31] 李宽正,杨天明,钱志余,等. 高渗脱水药物对大鼠脑皮质优化散射系数的影响及其临床意义. 现代医学, 2007,35(3): 167-170.

第5章 基于生物电阻抗技术的颅内压无创检测方法

5.1 基本原理

5.1.1 Cole–Cole理论

构成生物组织的基本单元是细胞,细胞由细胞膜、细胞质和细胞核组成。在细胞的外面存在着细胞外液和细胞间质。细胞间质由胶原纤维、弹性纤维等高分子物质组成,通常将其看做电气绝缘体。细胞内液是含有各种细胞器的半流动性物质,就电特性而言,常将细胞外液与细胞内液看做电解液,是电的良导体,主要表现为阻性。1910年,Hober在实验中将红细胞的细胞膜破坏掉之后,血液样本的电阻大大减小,这说明细胞内液的导电性很好,当没有细胞膜的时候,它起主要的载流作用。细胞膜是包围整个细胞的膜,其化学成分主要是脂类与蛋白质,二者通过非共价键作用而形成膜,在细胞膜内部由于有复杂的生物化学结构控制着粒子的移动和物质的转运,其电压、电流特性非常复杂。尽管如此,在外加电流密度很小时,仍可将其近似为电解质。细胞膜具有较低的漏电特性,表现为容性,是生物组织容抗的主要贡献者。

1941年,美国California大学的Cole K S在总结前人工作的基础上,提出生物组织的电阻抗可以用复平面上的一段圆弧表示。后来Cole K S和Cole R H进一步将其发展为Cole–Cole理论,并建立了生物组织的$R-C$三元件电路等效模型,即生物组织可等效为由细胞内、外液电阻以及细胞膜电容串并联后所组成的模型。

生物组织内单个细胞的等效电路模型如图5.1a所示。

在低频范围内(低于1 MHz),细胞膜的电阻R_m很大,可视为开路,而内、外液的并联电容C_i、C_e很小,也可视为开路,这样就可以得到如图5.1b所示的简化等效电路模型,此模型也被称为并联等效电路模型。对于整个生物组织而言,由于生物组织是由大量细胞组成的,可视为许多细胞的集合,因此生物组织的电路模型可用图5.1b所示的电路来等效。此时,R_i、R_e、C_m分别代表整个生物组织的等效内、外液电阻和膜电容,这就是所谓的三元件生物电阻抗模型。

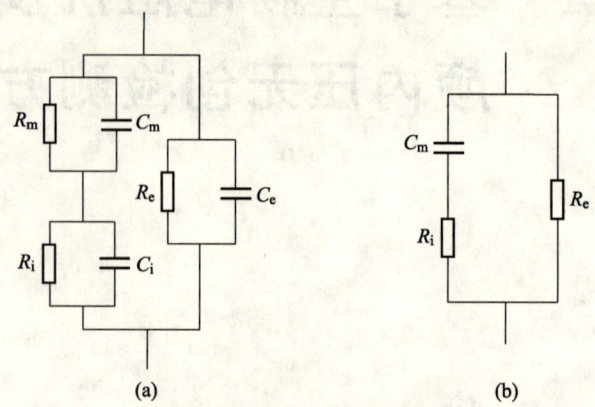

图 5.1　生物组织等效电路

R_e—细胞外液的电阻；C_e—细胞外液并联电容；R_m—细胞膜的电阻；C_m—细胞膜的并联电容；R_i—细胞内液的电阻；C_i—细胞内液的并联电容

当直流或低频电流施加于生物组织时，电流将以任意一种可能的方式绕过细胞，主要流经细胞外液；当施加于生物组织电流的频率增加时，细胞膜电容的容抗减小，一部分电流将穿过细胞膜流经细胞内液。所以生物组织的低频阻抗较大而高频阻抗较小，阻抗值由大到小的过渡恰好反映了生物组织细胞膜的电容性质。

由图 5.1b 所示的模型可推导出电阻抗方程为

$$Z = \frac{R_e(1 + j\omega C_m R_i)}{1 + j\omega C_m (R_e + R_i)} = \frac{R_e + \omega^2 C_m^2 R_e R_i (R_e + R_i)}{1 + (R_e + R_i)^2 \omega^2 C_m^2} - j\frac{\omega C_m R_e^2}{1 + (R_e + R_i)^2 \omega^2 C_m^2} \tag{5-1}$$

幅值为

$$|Z| = \sqrt{\frac{R_e^2(1 + \omega^2 C_m^2 R_i^2)}{1 + \omega^2 C_m^2 (R_e + R_i)^2}} \tag{5-2}$$

相角为

$$\theta = -\operatorname{arctg}\left(\frac{\omega C_m R_e^2}{1 + \omega^2 C_m^2 (R_e + R_i)^2} \bigg/ \frac{R_e + \omega^2 C_m^2 R_e R_i (R_e + R_i)}{1 + \omega^2 C_m^2 (R_e + R_i)^2}\right) \tag{5-3}$$

在式(5-1)中，若令

$$\tau = (R_i + R_e)C_m, R_0 = R_e, R_\infty = \frac{R_i R_e}{R_i + R_e} \tag{5-4}$$

则式(5-1)可写为

$$Z = R_\infty + \frac{R_0 - R_\infty}{1 + j\omega\tau} \tag{5-5}$$

由此电阻抗方程可知 $R-C$ 三元件生物电阻抗模型在复平面上的轨迹是第四象限

的一个半圆,圆心在实轴上。

Cole K S 在此后的研究中注意到,生物组织的复阻抗随频率的变化规律与等效电路模型的阻抗特性并不完全相同,实际的生物电阻抗在复平面上的轨迹是第四象限的一段圆弧,而并非一个半圆,其轨迹的圆心并不像等效电路那样与横轴(实轴)相交,圆心在第一象限(图 5.2),称为阻抗圆图或 Cole-Cole 圆图,这是生物组织所特有的偏移。Cole K S 将这个偏移归结为细胞膜的介电特性,并采用一个常相角单元(constant phase element,CPE)来替换等效电路中的电容,从而使等效电路模型能更好地模拟生物组织的电阻抗特性。CPE 的电阻抗为

$$Z_{CPE} = \frac{1}{(j2\pi fC)^{-\alpha}} \quad (5-6)$$

基于此,他与 Cole R H 一起推导出描述生物组织电阻抗特性的经验公式

$$Z = R_\infty + \frac{R_0 - R_\infty}{1 + (j\omega\tau)^\alpha} \quad (5-7)$$

式中,R_0 ——电流频率为零(直流)时的阻抗,$R_0 = R_e$;

R_∞ ——电流频率为无穷大时的阻抗,$R_\infty = \dfrac{R_i R_e}{R_i + R_e}$;

τ ——时间常数,$\tau = (R_i + R_e) C_m$;

α ——散射系数(dispersion parameter),一般在 0~1 之间取值,其大小决定圆心的位置。

经过多次实验得出的实际阻抗与频率的关系中,阻抗虚部是一个单峰曲线(虚部阻抗绝对值 - 频率曲线),因此设 f_c 为组织的特征频率,表示阻抗虚部绝对值最大时所对应的频率,其大小为

$$f_c = \frac{1}{2\pi\tau} = \frac{1}{2\pi(R_e + R_i)C_m} \quad (5-8)$$

所以生物组织电阻抗特性的经验公式也可以写为

$$Z = R_\infty + \frac{R_0 + R_\infty}{1 + \left(j\dfrac{f}{f_c}\right)^\alpha} \quad (5-9)$$

以生物组织电阻抗的实部为横轴、虚部为纵轴的生物组织电阻抗频率特性曲线如图 5.2 所示。该圆弧的圆心处于电阻轴线的下方而不在电阻轴线上,这与实际测得的生物阻抗圆图的结果相一致。对图 5.1b 所示的理想电路模型,$\alpha = 1$,其阻抗圆图是第四象限上的一个半圆,圆心在实轴上。该圆弧的半径为 $\dfrac{R_0 - R_\infty}{2\sin\left(\dfrac{\pi}{2}\alpha\right)}$,圆心坐标为 $\left(\dfrac{R_0 + R_\infty}{2}, \dfrac{R_0 - R_\infty}{2\mathrm{tg}\left(\dfrac{\pi}{2}\alpha\right)}\right)$。随着频率的升高,点 $P_i(x_i, y_i)$ 沿半圆逆时针方向移动。

对于实际生物组织电阻抗在复平面上轨迹的圆心位于第一象限而非实轴上的这种现象,可以理解为其等效电路中无数个 R_i、C_m 串联的结果,如图 5.3 所示。它与生物组织的结构弛豫(β 散射)有关,结构弛豫的时间常数 $\tau_0 = (R_i + R_e)C_m$,相应的 β 散射的特征频率 $f_0 = \dfrac{1}{2\pi\tau_0}$。

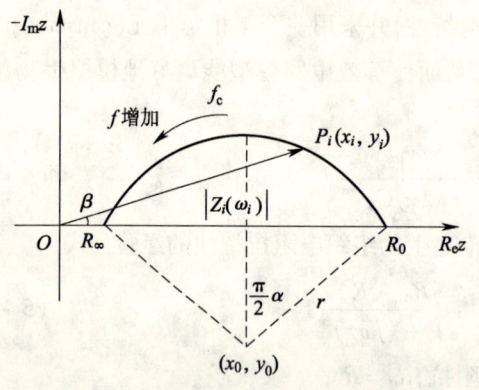
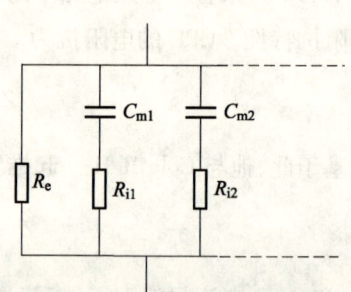

图 5.2　生物组织电阻抗频率特性曲线　　　　图 5.3　生物组织等效电路
　　　　（Cole – Cole 圆图）

5.1.2　频散理论

Schwan 在对生物组织频率特性的研究中发现,生物组织内存在三个不同的频率散射,分别为 α、β 和 γ 频散,如图 5.4 所示。

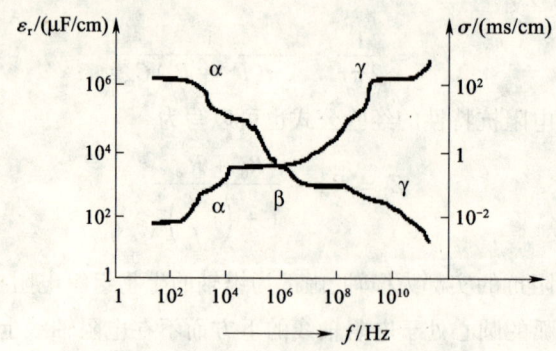

图 5.4　频率特性

从图 5.4 可以看出,生物组织的介电常数 ε_r 和电导系数 σ 随着频率的变化存在三个明显的频率散射区域,α 频散主要发生在音频段(几赫兹到几十千赫兹),β 频散主要发生在射频段(几十千赫兹到几十兆赫兹),γ 频散主要发生在微波段(几十兆赫兹以上)。不同的频率段是由不同的生物组织发生变化引起的,研究发现在音频段和射频段对生物组织介电特性的研究可以反映细胞的特征。其中α频散是由包围组织内细胞离子层发生变化引起的,表现为细胞膜电容发生变化;β频散主要由膜电容的容性短路和生物高分子的旋转松弛所引起。在射频段内,细胞膜电容基本恒定,因而随着频率的增加,膜电容的容抗减小,电流在低频时穿过细胞膜只流经细胞外液,在高频时穿过细胞膜流经细胞内、外液,因此表现为电导系数随频率升高而增大;相反,介电系数则随频率升高而减小。γ频散主要由于蛋白质及与蛋白质结合的水在电场作用下分子的偶极转动所引起。

通常认为β频散是一种结构上的弛豫,发生在10 k～10 MHz的射频段内。这个频率范围已被应用到基于阻抗的测量方法进行临床诊断上,如肿瘤的检查及细胞内、外液的分布检查等。事实上,生物阻抗的测量中所采用的频率大都在这个范围内。

5.2　阻抗测量技术

生物电阻抗测量技术(bioelectric impedance measuring technology)是利用生物组织与器官的电特性(阻抗、导纳、介电常数等)及其变化,提取与人体生理、病理状况相关的生物医学信息的一种无损伤检测技术。它通常借助置于体表的激励电极向被测对象施加微小的交变电流(或电压)信号,同时通过测量电极检测组织表面的电压(或电流)信号,由所测信号计算出相应的电阻抗及其变化,然后根据不同的应用目的,获取相关的生理和病理信息。这种技术具有无创、廉价、安全、无毒无害、操作简便和信息丰富等特点,具有广阔的应用前景。

5.2.1　测量方法介绍

对生物组织电阻抗的测量,在不同频段有不同的测量方法。一般在低频段采用的方法有电桥法、双电极法、四电极法和四环电极法;在高频段由于分布参数的影响,一般采用非接触性测量技术和开放端同轴电缆测量技术。

1. 电桥法

用电桥测量生物组织阻抗是早期测量生物阻抗的方法之一。其基本方法:将被测生物组织接于电桥的一个臂上,两个比率臂上分别接一电阻,平衡臂则多用可变电阻R和可变电容C并联而成;当两个比率臂上电阻的阻值相等时,阻抗电桥成为对照电桥;在电桥平衡时,平衡臂的电阻R和电容C就等效为被测生物组织并联等效电路的电阻和电容;如果将R和C串联于平衡臂上,电桥平衡时,新的电阻R和电容C就等效为被测生物组织串联等效电路的电阻和电容。

采用电桥测量时,由于平衡臂上的电阻R和电容C一般采用电阻箱和电容箱,调节范围比较小,精度也不高,调节电桥平衡比较困难,因此在实际应用中此方法已不多用。

2. 双电极法

双电极测量技术是将幅值恒定的交变电流通过一对电极引入被测生物组织,再通过同一对电极将其两端的电压检测出来。由于双电极测量在使用中,电极下被测组织中的电流密度高于被测组织其他部位的电流密度,电流分布不均匀,这样组织各个部分对电阻抗的贡献就不同,从而使被测电阻抗与实际电阻抗有较大的误差。同时,电极和生物组织之间还存在着接触电阻,若使用两电极法测量生物体电阻抗,则由于激励和测量电极为同一个电极,激励电流同时流过接触阻抗和被测目标,接触阻抗将叠加在被测目标上被同时测量。由于电极-皮肤接触阻抗不是一个固定值,随接触程度而改变,使测量结果受到较大程度的影响。另外,电流流过电极和生物组织电解液时,还将产生极化现象,在低频时极化误差比较严重。因此,在精确测量生物组织电阻抗时,双电极法已逐渐被四电极法所取代。

3. 四电极法

典型的四电极测量系统包括两对电极:一对电极(电流激励电极)将恒定幅值的交变电流注入生物组织,另一对电极(电压电极)介于两激励电极之间,检测出被测部位的电位差。四电极测量系统中激励电极与测量电极分离,电压电极位于电流密度分布比较均匀的中间段,由于流经电压电极对的电流几乎为零,因此激励电流使被测目标产生的电压信号无衰减地通过测量电极与皮肤之间的接触阻抗,被测量系统获取。当采用高输入阻抗的电压放大器时,电压电极与被测组织之间的接触电阻可以忽略不计,同时电极与生物组织电解液之间的极化问题也可以忽略。所以,四电极法较好地克服了双电极法存在的问题,从而适用于较宽频率范围内生物电阻抗的测量。

在国内,第四军医大学生物医学工程系的研究小组很早就开始对生物电阻抗进行研究,并且已经取得了一定的成果。其中,付峰、董秀珍等建立了一种四电极法的离体生物组织复阻抗测量系统,用以测量分析生物组织的复阻抗频率特性。

四电极测量生物组织电阻抗时,主要一点是保证测量电极在激励电极之间的位置,图 5.5 所示即为吴小明、董秀珍等对离体家兔脑组织复阻抗进行测量时使用的测量盒,其中两侧的电极是板状的,用于注入交流电流激励;中间的电极为针状电极,用于测量电压。

在体测量生物组织电阻抗时,在被测部位表面贴上电极,同样要保证测量电极在激励电极之间。图 5.6 所示为对大脑进行电阻抗测量时的示意图,由 A、B 电极注入电流,由 C、D 电极检测电压。

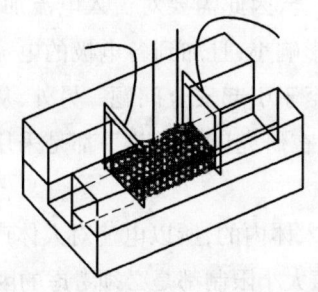 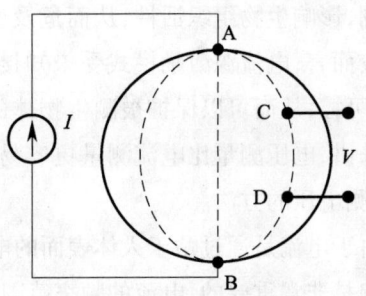

图5.5 四电极法离体生物组织测量盒　　图5.6 四电极法在体头部测量示意图

4. 四环电极法

四环电极测量系统由三对测量电极组成,其中一对电流激励电极、一对电压电极和一对保护电极。两个电流激励电极分别与两个保护电极相连,然后再与恒流源连接,通过这两对电极将幅值恒定的交变电流引入生物组织,再通过两个电压电极检测出被测部位的电位差。

四环电极测量技术有以下几点局限性:

① 被测生物组织的形状必须为扁平状。

② 两组环形电极的中心对准和平行度对测量结果有一定的影响。

③ 生物组织的电特性需各向同性。

因此,四环电极测量技术一般用于生物组织的离体测量,而对在体测量一般较少使用。

5. 开放端同轴电缆测量技术

开放端同轴电缆测量技术是自20世纪80年代以来,由Bracly和Stuchly发展的一种能对活体组织高频电特性进行无损测量的技术,其关键部分是开放端同轴线测试探头。开放端同轴线测试探头相当于一个传感器,起着把生物组织的电特性(如导电系数、介电常数等)转换成反射系数的作用,只要建立反射系数与电特性之间的关系,就可推导出被测组织电特性的计算公式。它属于反射法的一种,主要用于生物组织微波频段电特性的测量。

5.2.2 激励源

生物电阻抗测量技术可以借助置于体表的激励电极向被测对象施加微小的交变电流信号,同时通过测量电极检测组织表面的电压信号;也可以借助置于体表的激励电极向被测对象施加微小的交变电压信号,同时通过测量电极检测组织表面的电流信号,然后由所测信号计算出相应的电阻抗及其变化,再根据不同的应用目的,获取相关的生理和病理信息。但是当采用电压驱动、电流测量的方式时,不容易控制激励电流,当生物体的阻抗较小时,通过生物体的激励电流可能会超出生物体所能承受的安全电流范围,影响生物组织活性,从而危及生物体的安全,因此需要对流入电流加以控制。相比较而言,电流源激励模式受未知接触阻抗的影响小,且加到各电极的电流的幅值恒定、可控,从而可以保护被测生物体的安全,不至于引起安全问题。另外,从测量技术上来讲,电压测量比电流测量更容易实现,因此在研究应用中几乎都是采用电流驱动,检测电压的方法。

由于电流是通过贴于人体表面的电极直接注入体内的,所以电流对人体产生的安全影响是非常重要的,电流的频率范围及其峰峰值大小限制都是必须考虑的因素。

在进行人体电阻抗测量时,若使用单频电流激励,则大多数研究小组都把频率选在 50 kHz;若为多频电流激励,则会在 20 ~ 100 kHz 的范围内选择。这主要是考虑到人体生物组织的特征频率,因为人体组织特征频率为 10 ~ 100 kHz。如果频率太低,容易产生刺激和激化作用;如果频率太高,又容易使体内产生较多的热量而造成机体灼伤。而且当频率在 50 kHz 以下时,皮肤和电极之间的接触阻抗增加,与电极相关的伪迹信号就会增加,影响测量的准确性。因此,通常是通过增大电极与人体皮肤的接触面积,以减小皮肤的接触电阻和接触电容的影响。

我国规定在一般正常、干燥的环境中以 36 V 作为安全电压(潮湿环境中为 12 V),安全电流(人体允许电流)一般为 30 mA。所以,激励电流的峰峰值在 0.1 ~ 5 mA 的范围内对人体是安全的。

5.2.3 电极

在对生物组织施加激励和测量电压时,电极是连接测量系统和生物体不可缺少的单元。在生物医学测量中所使用的电极,一般应具备以下特点:

① 利于注入电流和提取电压。
② 与皮肤表面接触阻抗小。
③ 电极形状规格化,易于匹配。
④ 对皮肤无毒副作用。

Ag/AgCl(银/氯化银)电极和铜电极在生物电阻抗测量中应用较多。Ag/AgCl 电极往往是首选电极,因为其不易发生极化、半电池电位比较低而且稳定(+ 0.223 V)。铜电极的半电池电位为 + 0.337 V,较 AgCl 的半电池电位略高,但铜性能稳定,适宜于长期使用。

激励电极采用片状电极,以减小输出阻抗,并尽量保持电流在标本截面上的均匀分布。

在对离体生物组织进行电阻抗测量时,测量电极采用针状电极,一般使用直径为 0.5 mm 的银丝,通过打磨去除表面的氧化物,并使头部成针状,这样可增大输入阻抗并减小极化误差,然后通过电解法在银表面生成一薄层氯化银。由于氯化银薄层易脱落和受损而造成测量误差,且氯化银见光易分解,所以每次试验时都要重新制备电极。

在直接对人体进行电阻抗测量时,测量电极采用与激励电极一样的材料和形状。在贴电极之前,一般用75%的医用乙醇对安放电极的部位和电极进行清洁,使电极与皮肤接触良好。

激励电极与测量电极之间的位置关系:测量节点对距离激励节点对越远,则节点对上所能提取到的电压差越小。应根据具体情况,经过分析后得出电极的安放位置。

当人体与电极的接触面积、接触压力越大时,人体电阻值将会降低。另外,如果通电电流较大,持续时间较长,可导致发热出汗,此时人体电阻值也会降低。因此,若要长时间测量,则需要过一段时间后对电极及贴电极的部位用酒精擦洗一下,也可以取下电极,休息一会。

5.2.4 阻抗信息的提取

利用四电极法测量电阻抗时,首先要有恒流源,然后是电压检测电极,经过处理后的信号通过A/D转换传入计算机。

在电阻抗测量技术中,需要从体表测量到的电压信号中同时提取生物电阻抗的实部和虚部信息,这就需要采用相敏解调技术(phase sensitive demodulator,PSD)。根据其实现方式的不同可分为两大类:模拟相敏检测和数字相敏检测(digital phase sensitive detector,DPSD)。

1. 模拟解调技术

在生物电阻抗模拟解调技术中,广泛采用双路模拟乘法器和低通滤波器实现正交解调,获得与生物电阻抗实部及虚部相关的模拟信号。在参考信号幅值精确已知的条件下,可以求得被测生物电阻抗的实部和虚部或幅值和相位。这种模拟解调技术主要是基于四象限乘法器来实现实部、虚部或幅值、相位解调的。实现原理是将与激励信号同频同相的正弦参考信号V_{ref0}(幅值为A_{r0})及同频正交的余弦参考信号V_{ref90}(幅值为A_{r90})与被测信号V_m进行四象限相乘,相乘后的信号经低通滤波器滤除高频分量,即可实现2路正交解调,如图5.7所示。

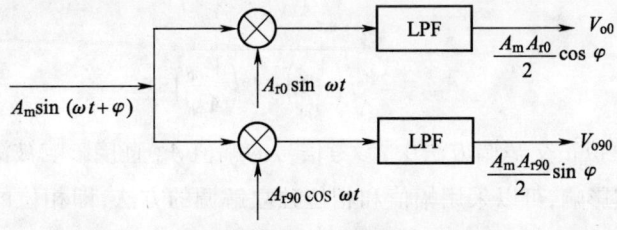

图 5.7 模拟正交解调示意图

设被测信号、参考信号分别为

$$V_\mathrm{m} = A_\mathrm{m}\sin(\omega t + \varphi), V_\mathrm{ref0} = A_\mathrm{r0}\sin\omega t, V_\mathrm{ref90} = A_\mathrm{r90}\cos\omega t$$

相乘后的信号分别为

$$\begin{cases} V_\mathrm{m}V_\mathrm{ref0} = A_\mathrm{m}\sin(\omega t + \varphi)A_\mathrm{r0}\sin\omega t \\ \qquad = -\dfrac{A_\mathrm{m}A_\mathrm{r0}}{2}[\cos(2\omega t + \varphi) - \cos\varphi] \\ V_\mathrm{m}V_\mathrm{ref90} = A_\mathrm{m}\sin(\omega t + \varphi)A_\mathrm{r90}\cos\omega t \\ \qquad = A_\mathrm{m}\sin(\omega t + \varphi)A_\mathrm{r90}\sin\left(\omega t + \dfrac{\pi}{2}\right) \\ \qquad = -\dfrac{A_\mathrm{m}A_\mathrm{r90}}{2}\left[\cos\left(2\omega t + \varphi + \dfrac{\pi}{2}\right) - \cos\left(\varphi - \dfrac{\pi}{2}\right)\right] \\ \qquad = -\dfrac{A_\mathrm{m}A_\mathrm{r90}}{2}\left[\cos\left(2\omega t + \varphi + \dfrac{\pi}{2}\right) - \sin\varphi\right] \end{cases} \quad (5-10)$$

经低通滤波分别滤除激励频率的 2 倍频分量(上面最终表达式中的第一项)后,解调输出信号分别为

$$V_\mathrm{o0} = \frac{A_\mathrm{m}A_\mathrm{r0}}{2}\cos\varphi \qquad (5-11)$$

$$V_\mathrm{o90} = \frac{A_\mathrm{m}A_\mathrm{r90}}{2}\sin\varphi \qquad (5-12)$$

由上式可以看出,解调输出信号不仅与被测信号的幅值 A_m 和相位 φ 有关,还与参考信号的幅值 A_r0 和 A_r90 有关。在求取信号 A_m 和 φ 时,除了要用到解调输出信号 V_o0 和 V_o90 外,还需要精确知道参考信号的幅值 A_r0 和 A_r90。在单频系统中,参考信号的幅值 A_r0 和 A_r90 可以预先测到,而多频系统中要测量所有频率点的 A_r0 和 A_r90 是相当困难的,一般采用对有限个频率点进行测量或通过定标的方法间接获得实际条件下的 A_r0 和 A_r90,因而可以认为是已知量。在 A_r0 和 A_r90 已知的前提下,对式(5-11)和式(5-12)进行三角函数变换可得

$$\varphi = \arctan\left(\frac{V_\mathrm{o90}}{V_\mathrm{o0}} \cdot \frac{A_\mathrm{r0}}{A_\mathrm{r90}}\right) \qquad (5-13)$$

$$A_\mathrm{m} = 2\sqrt{\left(\frac{V_\mathrm{o0}}{A_\mathrm{r0}}\right)^2 + \left(\frac{V_\mathrm{o90}}{A_\mathrm{r90}}\right)^2} \qquad (5-14)$$

由此可知模拟正交解调方法中,参考信号的幅值 A_m 直接影响被测信号的幅值计算。为了避免其影响,可以采用幅值和相位独立解调的方法,即相位的解调仍按上述方法获得,但对幅值的解调可以再增加一路模拟乘法器,如图 5.8 所示。

将被测信号同时输入到第三路乘法器的两端,那么第三路的输出为

$$A_\mathrm{m}\sin(\omega t + \varphi) \cdot A_\mathrm{m}\sin(\omega t + \varphi) = A_\mathrm{m}^2\left\{\frac{1 - \cos[2(\omega t + \varphi)]}{2}\right\}$$

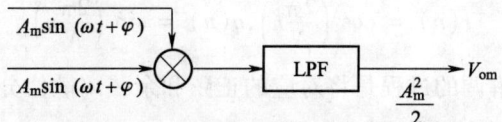

图5.8 单独进行幅值解调示意图

$$= \frac{A_m^2}{2} - \frac{A_m^2}{2}\cos[2(\omega t + \varphi)] \quad (5-15)$$

滤除倍频分量后,第三路的解调输出为

$$V_{om} = A_m^2/2 \quad (5-16)$$

这样就可以求得被测信号的幅值为

$$A_m = \sqrt{2V_{om}} \quad (5-17)$$

由此可见,在求解原信号的幅值时与参考信号的幅值大小无关。

此外,最大似然估计的互相关法是一种非常成熟的用于弱信号的幅值和相位解调的方法,其主要由模拟乘法器和积分器构成。假设这时的输入信号为 $V_m\cos(\omega t + \varphi)$,则互相关器的输出信号为

$$U_{o1} = \frac{1}{T}\int_0^T V_m\cos(\omega t + \varphi) \cdot \cos \omega t \cdot dt = \frac{1}{2}V_m\cos\varphi \quad (5-18)$$

$$U_{o2} = \frac{1}{T}\int_0^T V_m\cos(\omega t + \varphi) \cdot \sin \omega t \cdot dt = \frac{1}{2}V_m\sin\varphi \quad (5-19)$$

由测量得到的 U_{o1} 和 U_{o2} 可以计算得出待测信号的幅值 V_m 和相位 φ。已经证明,采用最大似然估计算法得到的正弦信号幅值和相位属于一致、有效估计。基于互相关算法设计的解调电路又被称为锁定放大器。

2. 数字解调技术

数字解调技术的发展比模拟解调技术晚一些,国外对数字相敏解调算法的研究是从20世纪80年代初开始的。其理论基础也是最大似然估计的互相关法,不同之处在于模拟解调互相关算法中采用积分器,而数字解调算法中互相关的过程由累加器来完成。以下为数字解调的基本原理。

假定由 A/D 采样后得到的待测电压信号的表达式为

$$V(n) = V_m\cos\left(\frac{2\pi}{N}n + \varphi\right) \quad (5-20)$$

式中,V_m——待解调信号的幅值;

φ——待测信号通过被测区域后由介质引起的相移,在此处即为激励电流注入被测对象后,检测到的电位差的相移;

N——信号每个周期的采样点数。

参考信号分别表示为

$$r(n) = \cos\left(\frac{2\pi}{N}n\right), q(n) = \sin\left(\frac{2\pi}{N}n\right)$$

如上所述，数字解调的过程是将对应的正弦和余弦离散值分别与采样信号 $V(n)$ 相乘并求和的过程。其过程如图 5.9 所示。

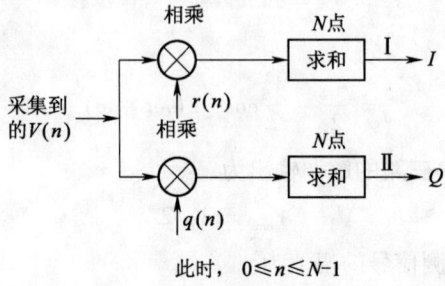

图 5.9　数字解调过程

这里一般选取采样点数 N 为偶数。N 为偶数时，解调输出的同相分量为

$$I = \sum_{n=0}^{N-1} V(n)r(n) = \sum_{n=0}^{N-1} V_m \cos\left(\frac{2\pi}{N}n + \varphi\right)\cos\left(\frac{2\pi}{N}n\right) = \frac{1}{2}NV_m\cos\varphi \quad (5-21)$$

同样，解调输出的正交分量为

$$Q = \sum_{n=0}^{N-1} V(n)q(n) = \sum_{n=0}^{N-1} V_m \cos\left(\frac{2\pi}{N}n + \varphi\right)\sin\left(\frac{2\pi}{N}n\right) = -\frac{1}{2}NV_m\sin\varphi$$

$$(5-22)$$

由式(5-21)和式(5-22)可以看出数字相敏解调的过程同时完成了解调信号和窄带滤波的任务。根据 I 支路和 II 支路的输出，可以按下式计算需要的幅值和相移。

$$\begin{cases} V_m = \frac{2}{N}\sqrt{I^2 + Q^2} \\ \varphi = \arctan(-Q/I) \end{cases} \quad (5-23)$$

另外一种解调方法是分别检测出测量信号的幅值和相位，幅值通过真有效值转换电路获得；相位通过与激励信号进行整形后变为方波信号，将两个方波信号进行比较，得出所测信号的相位。正弦波电位分布信号检测与电压、电流相位检测电路原理框图如图 5.10 所示。

当前置放大器将电位差动信号检测出来后，其仍然是高频正弦波信号，该信号的大小不容易简单地得到，如果将该信号经过真有效值转换电路进行有效值转换，可将高频正弦波信号转换成与它对应的有效值信号输出，这就极大地方便了后续信号的处理。

相位检测采用的是单向过零点检测相位的方法。这是一种将相位测量变为时间测量的方法，其原理是将基准信号通过零的时刻与被测信号通过零的时刻进行比较，

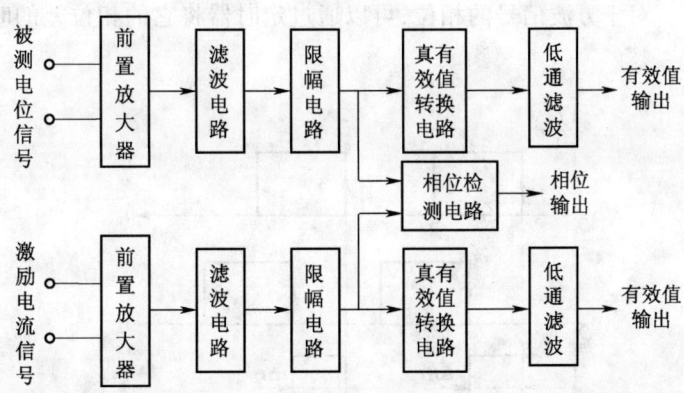

图 5.10 电位信号与相位检测电路原理框图

由二者之间的时间间隔推算出两信号之间的相位差。这种方法的特点是电路简单,对启动采样电路要求不高,同时该方法还具有测量分辨率高、线性好、易数学化等优点。

由于电位和电流信号的高频正弦波的幅值大小往往不一样,这样它们通过零点时的斜率就不一样,所以高速比较器在过零点反转成方波的延时误差将增大,过零点时斜率较大的正弦波延时较短,而过零点时斜率较小的正弦波延时较长,这就为测量相位引入了误差。如图 5.11 所示。

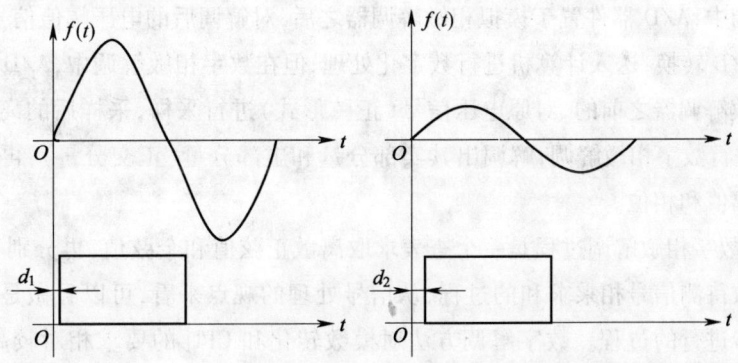

图 5.11 不同幅值的正弦波反转成方波时的相位滞后

为了减小测量相位时引入的误差,在输入级引入反向比例放大电路。反相比例放大电路的放大倍数设置较大,通过该电路就可以将电位和电流信号的高频正弦波放大成饱和的方波输出,这样就把它们过零点时的斜率调整得几乎相等,即不管电位和电流的正弦波幅值如何,相位比较时的输出几乎都是方波了。

通过上述电路,就可以将正弦波信号转换成"0"和"1"的方波信号,正弦波信号的相位差就是方波的相位差。由于正弦波的频率是确定的,所以其对应的方波信号的频率也就确定了。对于方波信号的相位,可以通过定时器将它的相位差的时间测出来,如图 5.12 所示。

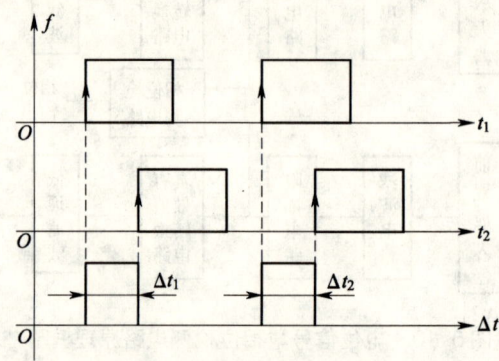

图 5.12 正弦波相位检测

具体方法是相位超前的方波信号的上升沿打开定时器,相位滞后的方波信号的上升沿关闭定时器,根据定时器的定时值 Δt_1 和 Δt_2,可以通过公式 $\varphi = \dfrac{\Delta t}{T} \times 360°$ 得到相位 φ_1 和 φ_2。其中,φ 为正弦波相位;Δt 为两个被测正弦波过零时间差;T 为被测正弦波的周期。

数字相敏解调技术不同于模拟解调,这从 A/D 转换器所在的位置就可以看出来:在模拟解调中,A/D 器件置于模拟相敏解调器之后,对解调后的电压幅值信号(直流分量)进行 A/D 转换,送入计算机进行数字化处理;但在数字相敏解调中,A/D 器件是置于数字相敏解调器之前的,对原电压信号(正弦形式)进行采样,采样后的离散信号送入 FPGA 进行数字相敏解调,解调出其实部分量和虚部分量(正交分量),再计算出电压信号的幅值和相位。

另外,数字相敏解调过程是一个查表求取离散正弦值和余弦值,再分别与 A/D 采样到的离散待测信号相乘求和的过程,从信号处理的观点来看,可以看做是解调与窄带滤波同步进行的过程。数字解调方法对模数转化和 CPU 的要求相对较高,且计算和处理也相对复杂,所以目前国内还是普遍采用模拟相敏解调法。但数字相敏解调有其自身的优点,相对于模拟解调而言,其解调器的信噪比得到大幅度的提升,可以达到 100 dB 以上,此外其精度也相对较高。

5.2.5 阻抗参数的计算

由 Cole – Cole 公式 $Z = R_\infty + \dfrac{R_0 - R_\infty}{1 + (j\omega\tau)^\alpha}$ 及 Cole – Cole 圆图可知,不同的激励电流下求得的电阻抗各不相等,即 Z 与 ω 相对应,而参数 α、R_∞、R_0 和 τ 等则随着被测对象的不同而不同。因此,只要测出不少于 3 个频率时的生物组织阻抗 Z,就可以根据

Cole – Cole 圆图经过拟合后,得到圆图的圆心和半径,再进一步得出其相应的电阻抗参数 α、R_∞、R_0 和 τ 等,也就可以根据各参数已知的 Cole – Cole 公式求出不同频率下的电阻抗值,并且得到模型中的三元件的值 R_i、R_e 和 C_m。以下即为最小二乘拟合圆的基本原理。

设最小二乘拟合后圆心为 $C(a,b)$,半径为 R,(x,y) 为该标准圆周上的点,则该圆的方程为

$$(x-a)^2 + (y-b)^2 = R^2 \tag{5-24}$$

该方程为二次非线性方程,不易作最小二乘拟合,整理成如下形式

$$(x^2 + y^2) - 2ax - 2by + (a^2 + b^2 - R^2) = 0 \tag{5-25}$$

设

$$x^2 + y^2 = z \tag{5-26}$$

$$2a = A \tag{5-27}$$

$$2b = B \tag{5-28}$$

$$R^2 - a^2 - b^2 = C \tag{5-29}$$

变量代换后,式(5-25)可化为一次函数的形式,即

$$z = Ax + By + C \tag{5-30}$$

在最小二乘圆拟合的意义上求出 A、B、C,即残差平方和

$$Q = \sum_{i=1}^{n}(z_i - Ax_i - By_i - C)^2 \tag{5-31}$$

为最小。此时的 (x_i, y_i) 为实际测量后得到的点的坐标。要使 Q 达到最小值,应满足以下各式

$$\frac{\partial Q}{\partial A} = -2\sum_{i=1}^{n}(z_i - Ax_i - By_i - C)x_i = 0 \tag{5-32}$$

$$\frac{\partial Q}{\partial B} = -2\sum_{i=1}^{n}(z_i - Ax_i - By_i - C)y_i = 0 \tag{5-33}$$

$$\frac{\partial Q}{\partial C} = -2\sum_{i=1}^{n}(z_i - Ax_i - By_i - C) = 0 \tag{5-34}$$

可得正规方程

$$\begin{cases} A\sum_{i=1}^{n}x_i^2 + B\sum_{i=1}^{n}x_iy_i + C\sum_{i=1}^{n}x_i = \sum_{i=1}^{n}x_iz_i \\ A\sum_{i=1}^{n}x_iy_i + B\sum_{i=1}^{n}y_i^2 + C\sum_{i=1}^{n}y_i = \sum_{i=1}^{n}y_iz_i \\ A\sum_{i=1}^{n}x_i + B\sum_{i=1}^{n}y_i + Cn = \sum_{i=1}^{n}z_i \end{cases} \tag{5-35}$$

解此三元一次方程组,得

$$A = \frac{F_1F_2 - F_3F_4}{F_5F_2 - F_3} \tag{5-36}$$

$$B = \frac{F_4 - AF_3}{F_2} \tag{5-37}$$

$$C = \frac{\sum z_i - A\sum x_i - B\sum y_i}{n} \tag{5-38}$$

式中，$\sum$ 表示 $\sum_{i=1}^{n}$；

$F_1 = n\sum x_i z_i - \sum x_i \sum z_i$；

$F_2 = n\sum y_i^2 - (\sum y_i)^2$；

$F_3 = n\sum x_i y_i - \sum x_i \sum y_i$；

$F_4 = n\sum y_i z_i - \sum y_i \sum z_i$；

$F_5 = n\sum x_i^2 - (\sum x_i)^2$。

再由式(5-27)、(5-28)和(5-29)求得最小二乘圆的圆心和半径，即

$$a = \frac{A}{2}, \quad b = \frac{B}{2}, \quad R = \sqrt{C + a^2 + b^2}$$

若测量后计算得到的是阻抗的幅值和相位，则设幅值为 ρ_i，相位为 θ_i，则转换坐标得到 $x_i = \rho_i \cos\theta_i, y_i = \rho_i \sin\theta_i$。

综上所述，将最小二乘拟合法应用于 Cole-Cole 圆图拟合后，会得到理论圆心坐标 (x_0, y_0) 及半径 r，进而得出阻抗参数为

$$R_0 = x_0 + \sqrt{r^2 - y_0^2}, \qquad R_\infty = x_0 - \sqrt{r^2 - y_0^2},$$

$$\alpha = 1 - \frac{2}{\pi}\arcsin\left(\frac{|y_0|}{r}\right), \qquad \tau = \frac{\left(\frac{R_0 - Z_i(\omega)}{Z_i(\omega) - R_\infty}\right)^{\frac{1}{\alpha}}}{j\omega}$$

然后根据 Cole-Cole 模型与阻抗公式 $Z = R_\infty + \frac{R_0 - R_\infty}{1 + (j\omega\tau)^\alpha}$ 可以求得模型中的参量：$R_e = R_0, R_i = \frac{R_e R_\infty}{R_e - R_\infty}, C_m = \frac{\tau}{(R_i + R_e)}$。

5.3 基于生物电阻抗法的颅内压无创检测方法的实现

5.3.1 原理

前面已经讲过生物组织是有阻抗的。由于组织的生理或病理改变必然会影响到细胞膜的通透性、细胞间质的电解质浓度等的变化，从而影响其阻抗特性。脑阻抗变化是与缺氧去极化有关的。当脑细胞出现能量或供氧不足时，就无法维持膜内外的离子梯度，细胞外的离子和水进入细胞，细胞变大，细胞外空间减小，而电流主要流过细胞外的空间，这时用 50 kHz 或更低的频率测量，组织阻抗就会增加，增加幅度可达百

分之几十或几百。有关脑缺血、癫痫、脑皮层泛化抑制等状态下脑阻抗的变化是生物电阻抗法用于颅脑疾病诊断和检测的基础。因此,通过建立阻抗变化与颅内压增高之间的关系,实现间接测量颅内压,可以达到检测病情的目的。

早在1981年,国外学者Lanner曾经对患有脑血管代偿失调的病人进行了脑阻抗与颅内压的相关性研究,证实颅内压和脑阻抗变化之间存在着相关性。

日本学者Tadashi Takemae等使用脑循环的电路模型对颅内压增高进行了模拟研究,分析了文献[33]中的容积-压力指数关系公式,推导得出脑血流变化量和颅内压信号的变化量成正比的结论,即 $\Delta v = C_b \Delta p$。其中,Δv 为脑血流增量;Δp 为颅内压增量;C_b 为颅腔的顺应性。并设想用脑血流测定仪获得的生物电阻抗信号来无创检测颅内压,如图5.13所示。

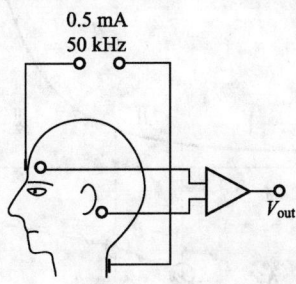

图5.13 脑血流测定仪的测量原理图

第一军医大学的肖贵遐、刘国庆等从1999年开始研究用生物电阻抗法检测颅内压。他们利用动物实验,有创监测了动物ICP的变化,同时用阻抗分析仪测量了颅脑阻抗的变化,结果表明脑阻抗脉冲波幅度在高ICP时较正常时有较大增加。因此,脑阻抗脉冲波幅度的大小可作为ICP是否增高的判断依据,对颅内高压病症有监测功能。

颅内压是力学参数,而生物电阻抗是电学参数,它们之间没有直接的关系。但颅内压的变化总是伴随着颅内部分区域介质电导率的变化,从而引起颅内阻抗的变化,如图5.14所示。下面的内容将分析颅内压增高过程与颅内阻抗的变化情况。

可以把脑阻抗 Z 分为两部分:基础阻抗 Z_0 和交流阻抗 ΔZ,如图5.14所示。正常情况下,颅内各物质总量恒定,Z_0 保持不变,ΔZ 在 Z_0 附近上下波动,波动主要是由心跳、呼吸、咳嗽等引起的。在正常情况下,人的颅内压为 5~15 mmHg(1 mmHg = 0.133 kPa = 13.1 mmH$_2$O)。颅腔内容物主要由脑组织、脑血流和脑脊液所组成。在正常生理情况下,颅内脑组织的体积比较恒定,因此正常范围的颅内压调节在脑血流量和脑脊液之间进行,其中一个体积增加,需要另一个体积缩减来协调。当病变使颅腔内容物体积有微小增量 ΔV 时,颅内压 P 有下面的关系式

$$P = P_0 e^{K \cdot \Delta V} \tag{5-39}$$

式中，P_0——颅内压正常值；

K——常数（成人约为 0.092/ml）。

球体的体积公式为

$$V = \frac{1}{6}\pi D^3 \qquad (5-40)$$

电阻公式为

$$R = \rho \frac{l}{S} \qquad (5-41)$$

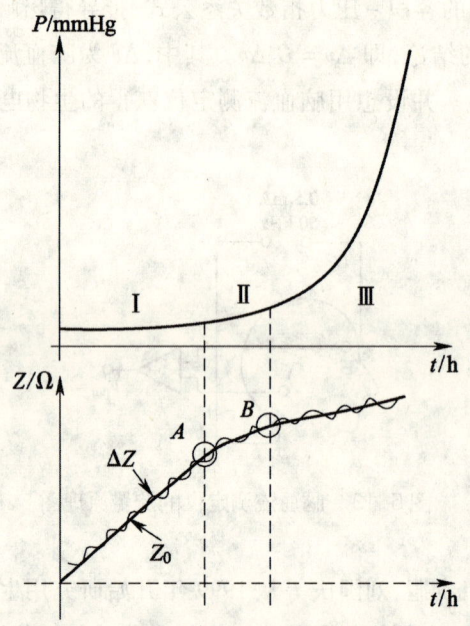

图 5.14 颅内压与阻抗变化对应关系图

由于颅腔是刚性的，并且到第Ⅲ阶段颅内组织的刚性极大，根据式(5-39)、式(5-40)和式(5-41)可以得出颅内压 P 与颅内电阻有以下近似关系，即

$$P = AP_0 e^{C \cdot \Delta R^3} \qquad (5-42)$$

式中，P_0——颅内压正常值；

A、C——常数（通过实验数据分析可以得出）。

在Ⅰ、Ⅱ阶段，由于颅内压变化不大，可以用 B 点的颅内压值与开始点直接相连得出。在第Ⅲ阶段，只要测出颅内阻抗变化 ΔR，就可以利用公式(5-42)分析出颅内压的变化趋势。

从图中可以明显看出，颅内压增高可以分为三个区域，即Ⅰ、Ⅱ、Ⅲ区域。Ⅰ、Ⅱ区域脑阻抗有很大变化，但这时的颅压变化比较小；Ⅲ区域脑阻抗变化比较缓慢，但是颅内压却有很大的变化。这是由于Ⅰ、Ⅱ区域还处在颅压增高的初期，颅内物质的代偿作用平衡了颅内压的升高，所以虽有大的阻抗变化却没有大的颅压变化；到了颅压增高的后期,这时的代偿作用已被耗尽,所以不大的阻抗变化就可以引起很大的颅压波动。从医学角度来说,病人的颅内压在Ⅰ、Ⅱ区域时是治疗的最好时期,这时颅压变化不大,脑阻抗却有大的改变,这也是用测阻抗法来间接测量颅压变化的一个显著优点。

在颅内压增高初期,主要是颅内脑脊液起代偿作用来平衡颅内的压力,病变的物质(如肿瘤等)取代了被排出的脑脊液的空间。由于脑脊液的电阻率在颅脑中最小,所以在颅内压增高初期脑阻抗随病情发展有大的变化,曲线斜率较大,即图5.14中的Ⅰ部分。

当脑脊液的代偿功能消耗殆尽后,进入颅内压增高中期,这时脑血容量的代偿起主导作用,随着病变的扩展,血液被不断地排出脑外。由于血液的电阻率高于脑脊液,因此随着血液被排出脑外,颅内压力的增加依然可导致颅内部分区域的电阻抗增加,但是增加的趋势有所缓和,即图5.14中的Ⅱ部分,这一部分的时间很短。在从第Ⅰ部分变化到第Ⅱ部分时,由于代偿物质电阻率的不同,所以有个明显的变化点A,这是一个重要的特征点。仔细分析这一点所对应的颅内压变化情况,可以揭示病变的一个转化期。

随着颅内压的逐步增高,脑阻抗也逐步增加,只是增加的趋势有所缓和,直到脑血容量的代偿功能也消耗完毕,即图5.14中的B点处,这也是病情变化的一个重要特征点,对于分析颅内压变化有很重要的意义。这时,由于颅内压的增高,脑血流的小的波动必然导致颅内压大的起伏,即颅内压一会儿骤升一会儿骤降。当颅内压骤升时,必然使颈静脉回流受阻,颅内血容量暂时增加,从而阻抗减小;当颅内压骤降时,颈静脉回流畅通,颅内血容量降低,阻抗增加。这样,阻抗的变化就反映了颅内压的变化情况。

5.3.2 脑阻抗测量中的注意事项

如前面所述,采用频率在50 kHz附近的交流恒流源作为激励源。

由于脑室分为左右两腔,在测量电阻抗时,经常采用两侧分别检测的方法,而不是对整个头部进行检测,激励源则使用同一个,因此激励源的注入就选择在头部正中线上,即中间激励、两侧测量。采用四电极法测量电阻抗时,共使用6个电极,激励电极和测量电极分离放置,其中激励电极对放置在头部正中线上,而两对测量电极分别对称放置在头部左右两侧。

电极一般选择片状,四电极测量系统中电极的安放位置如图5.15所示。测量时,使负激励电极粘贴在枕骨凸隆上方大约2 cm处,正激励电极粘贴在眉心上方大约2 cm处,测量电极与激励电极相隔2 cm左右。

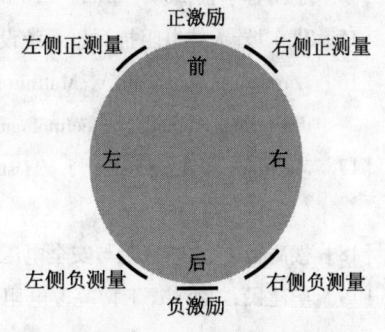

图5.15 电极位置示意图

本章参考文献

[1] 董国亚,高上凯. 生物电阻抗的测量方法. 国外医学 生物学工程分册,2000,23(5): 285-290.

[2] Cole K S, Cole R H. Dispersion and absorption in dielectrics. J. Chem. phys., 1941, 9(4): 341-351.

[3] 霍铖宇,何爱军,黄松鑫. 基于虚拟仪器的便携式生物阻抗测量系统的设计. 常熟理工学院学报, 2009, 23(8): 90-94.

[4] Geddes L A, Baker L E. Principles of applied biomedical instrumentation. John Wiley & Sons, 1968, 5(2): 150-205.

[5] Ellis K J, BELL S J, Chertow G M, et al. Bioelectrical impedance methods in clinical research: a follow-up to the NIH technology assessment conference. Nutrition, 1999, 15(11/12): 874-880.

[6] Kanai H, Haeno M, Sakamoto K. Electrical measurement of fluid distribution in legs and arms. Medical Progress Technology, 1987, 12: 159-170.

[7] Grimnes S, Martinsen O G. Bio-impedance and bioelectricity basics. Academic Press, 2000.

[8] 任超世. 生物电阻抗技术与人体功能信息. 电子科技导报,1998,11(1): 17-19.

[9] 唐敏. 生物电阻抗测量原理与测量技术. 生物医学工程学杂志,1997,14(2):152-155.

[10] Schwan H P. Determination of biological impedance. Physical techniques in biomedical research, 1963, 6(4): 323-406.

[11] Polczynski M H, Seitz M A. Low-frequency 4-probe impedance measuring system. Med. & Biol. Eng. & Comput., 1979, 15(6): 573-576.

[12] 付峰,臧益民,董秀珍,等. 部分离体动物组织复电阻抗频率特性（100 Hz～10 MHz）测量系统及初步测量结果. 第四军医大学学报,1999,20(3):220-222.

[13] Gedees L A, Baker L E. Principles of applied biomedical instrumentation. 3rd ed. New York: A Wiley-Interscience Publication, 1989.

[14] 吴小明,董秀珍,秦明新,等. 家兔脑组织复电阻抗频率特性及其等效电路模型. 中国生物医学工程学报,2003,22(3):228-234.

[15] 班东坡. 人体电阻抗测量系统设计. 天津：天津大学,2003.

[16] Lorenzo A, Andreoli A, Matthie J, et al. Predicting body cell mass with bioimpedance by using theoretical methods: a technological review. Appl. Physiol., 1997, 82: 1542-1558.

[17] McAdams E T, Jossinet J. Tissue impedance: a historical overview. Physiol Meas, 1995, 16 (13): 1-13.

[18] 楼高行. "人体电阻与安全电压"实验探索. 物理教学探讨,2002, 20(5):44.

[19] 毕建民,刘小伟,王博亮. 电阻抗成像系统设计. 长春光学精密机械学院学报,1998,21(1): 3.

[20] Webster J G. Electrical Impedance Tomography. Adam Hilger, 1990: 50-52.

[21] 尤富生,董秀珍,等. 多频生物电阻抗高精度模拟解调技术的研究. 医疗卫生装备, 2004 (7):10-11.

[22] 张新发,刘富,戴逸松. DPSD算法性能研究及参数选择. 吉林工业大学学报,1998,3(28):40-45.

[23] Dickin F J. Resistive, EIT-desigh reports and indication of industrial application. Process Tomography-A Strategy for Industrial Exploitation, 1993,1(3):221-224.

[24] 杨小牛,等. 软件无线电原理与应用. 1版. 北京:电子工业出版社,2001.

[25] 童诗白. 模拟电子技术基础. 北京:高等教育出版社,1988.

[26] 刘静章,王进旗,王凤波. 过零检测技术在相位测量中应用. 电子测量技术,2004(5):67-68.

[27] 戎立峰. 电阻抗成像技术的研究与系统设计. 南京:南京理工大学,2006.

[28] 王超. 医学电阻抗断层成像技术的研究. 天津:天津大学,2005.

[29] 冯之敬,刘文汉. 最小二乘圆计算的新方法. 制造技术与机床,1988(10):38-39.

[30] 秦明新. 生物电阻抗脑功能成像研究. 国外医学 生物学工程分册,1999,22(6):325-330.

[31] Lanner G. Correlative studies on cerebral impedance, cerebral hemodynamics and intracranial pressure changes. Proc. Vth ICEBI. ,1981,8:287-290

[32] Takemae T,Kosugi Y,Ikebe J, et al. A simulation study of intracranial pressure increment using an electrical circuit model of cerebral circulation. IEEE Transactions on Biomedical Engineering,1987,34(12):958-962.

[33] Marmarou A. A theoretical and experimental evaluation of the cerebrospinal fluid system. Drexel University,1973.

[34] 刘国庆,肖贵遐,等. 生物电阻抗法无创测量颅内压的理论探讨. 中国医学物理学杂志,1999,16(4):243-245.

[35] 刘国庆,肖贵遐,等. 生物电阻抗法在颅内压升高代偿期分析中的应用. 生物医学工程学杂志, 2000, 17(1):47-49.

[36] 肖贵遐,刘国庆,彭玉平,等. 生物电阻抗法无创监护颅内压研究. 生物医学工程学杂志,2001,18(1):79-82.

[37] 刘国庆. 生物电阻抗法无创监护颅内压. 广州:第一军医大学,1999.

第6章 颅内压无创检测实现的其他方法

6.1 临床表现及影像学检查方法

大部分医师通过临床表现来判断病人有无ICP增高表现,但仅是主观、定性诊断,无法定量诊断。ICP增高时,头部影像学(CT、MRI)表现为脑水肿、脑沟变浅消失、脑室受压移位、中线移位或脑积水等。人们早已注意到此现象,颅内压的变化与CT的形态变化有对应关系,一侧脑肿胀者脑中线结构移位大于10 mm,颅内压可高达6.6 kPa(约670 mmH$_2$O)以上。有文献指出:当颅内压测定值高于5.33 kPa时,患者头颅CT检查表现为侧脑室变形缩小1/3~1/2,脑中线结构移位5~10 mm;而颅内压测定值高于10 kPa时,CT检查表现为侧脑室压缩2/3以上,脑中线结构移位10 mm以上。

影像学监测具有客观、准确、能定位定性等优点,但价格较贵,不能进行床旁和连续监测。同时,文献也指出根据影像学检查对估计急性单侧颅内占位病变的颅内压效果较好,但在病情恢复期中,尤其是颅内压低于5.33 kPa时,侧脑室变形和脑中线结构移位情况并不能代表相应的颅内压,因此临床应用时必须结合其他指标综合判断。一般认为治疗后随着颅内压的逐渐降低,相应脑室变形和脑中线结构移位也随之恢复。但由于脑组织顺应性差别,手术减压的影响,脑脊液循环和吸收障碍等因素使侧脑室变形,脑中线结构移位的恢复常常落后于颅内压的降低。

6.2 视网膜静脉压或动脉压方法

全部视网膜血流汇入视网膜中央静脉后,经过视神经并同行数毫米,最后经视神经下方汇入海绵窦。视网膜静脉流出压必须克服途经视神经时所遇到的压力。当视网膜中央静脉压陷时,眼内压高出静脉流出压的部分即为视神经内压力;当视网膜中央静脉搏动时,静脉流出压与颅内压大致相等;当视网膜静脉血管清晰可见且无静脉搏动时,静脉流出压一定高于眼内压。在正常情况下,由于视网膜静脉经视神经基底部回流到海绵窦。视网膜静脉压(retinal venous pressure, RVP)或动脉压(arterial pressure, RAP)大于 ICP, ICP 影响 RVP 的部位为视神经基地鞘部。ICP 增高将导致视乳头水肿和视网膜静脉搏动消失。早在 1925 年, Baurmann 就提出通过视网膜静脉压检测估计颅内压的方法,但一直未受到重视。Firsching 和 Motschmann 等通过研究发现 ICP 和 RVP 有明显的线性关系,相关系数 r 值分别为 0.983、0.986。Querfurth 等在测定 RVP 的同时测定视网膜中央动脉和眼动脉的流速,比较 RVP 或 RAP 与 ICP 的相关性,发现 RVP 增高与 ICP 呈线性关系($r=0.87$),眼动脉与视网膜中央动脉搏动指数与 ICP 增高呈逆相关($r=0.66$)。所有这些文献均指出了 ICP 增高与 RVP 增高之间的相关性,但该方法只能瞬间测定,不能连续、重复监测。当视乳头水肿明显或眼内压高于静脉压时不适用。

6.3 鼓膜移位方法

在耳迷路导管开放的情况下,鼓膜周围的淋巴液压力可反映颅内脑脊液的压力。由于蛛网膜下腔可通过耳蜗导水管与内耳的外淋巴间隙相连, ICP 压力的改变引起外淋巴液的压力变化,从而导致镫骨肌和卵圆窗的位置改变,压力经听骨链传递到鼓膜,影响鼓膜的内外移动,即鼓膜移位(tympanic membrane displacement, TMD)。通过 ICP 改变时鼓膜移位的值和正常鼓膜移位的值的差别可估算 ICP。

鼓膜移位可由测量装置——超敏气流感受器上的探测隔膜的配合移位反映出来,要求声音刺激强度、频率和持续时间恒定,取数次声音刺激后的平均值。有研究表明内耳外毛细胞产生的耳声发射(otoacoustic emissions, OAE),尤其是畸变产物耳声发射(distortion product otoacoustic emissions, DPOAEs)可以作为一种非侵入性检测 ICP 的方法,但其准确性和可行性尚需进一步研究。

鼓膜移位检测 ICP 的优点:在 ICP 增高或降低引起的头痛不易区分时,可作为鉴别手段;在 ICP 增高导致眩晕、耳鸣或迷路病变难以鉴别时,它也可提供帮助。但其不适合连续检测,且老年人由于耳迷路导管已闭合,不能进行这种检测。在脑干和中耳病变时,镫骨肌反射缺陷,也不能应用此种方法,所以临床上此种方法应用较少。

6.4 前囟测压方法

前囟测压(anterior fontanel pressure, AFP)主要是利用婴儿前囟门未闭合的有利条件进行的,因此用于新生儿和婴儿的颅内压监测。根据扁平原理使所测压力接近真实的颅内压力。扁平原理是指当一富有弹性的薄膜保持平面时,其两侧的压力相等。前囟门的头皮相当于薄膜,当颅内高压使前囟门突出时,将前囟压平,然后连接传感器测量,则所测得的施加于前囟门的压力即为当时的颅内压。因为要压平前囟,所以只适用于突出骨缘的前囟。压平前囟在一定程度上缩小了颅腔容积,会导致实际所测的ICP值偏高。运用平置式传感器测定前囟压,能够较好地排除前囟软组织对结果的影响。

无创性前囟测颅压法受其原理限制,仅适用于前囟未闭合的患儿。不过作为一种比较安全简便的方法,无创性前囟压力测定与腰椎穿刺测压有很好的相关性,可及时发现患儿颅内压力的轻微变化,为早期的颅内压增高诊断提供可靠依据。

6.5 眼内压方法

由于眼球与大脑临近并与颅腔相通,眼内压(intraocular pressure,IOP)与ICP的解剖关系密切,ICP升高可通过以下机制引起IOP相应升高:① 眼内静脉大部分经眶上裂回流入颅内海绵窦,ICP升高可导致眼静脉回流受阻,使上巩膜静脉压升高,影响房水循环,导致IOP升高。② 颅内眼静脉壁薄且无瓣膜,易于反流和受压,能够传递增高了的ICP。③ 视神经鞘内充满脑脊液并与视交叉池相通,ICP升高通过视神经鞘内的脑脊液的传递,使眼内容量增加,导致IOP升高。

艾宏飞等人连续测定了55例次中枢神经系统疾病患者的IOP和ICP,并分析了两者之间的相关性,表明两者之间呈显著正相关,结果提示测定IOP可间接反映ICP。对同一患者反复测定IOP即可了解其ICP变化情况,从而对ICP起到监测作用。

但是由于眼内压受到很多因素的影响,例如房水生成率、房水流出易度、房水流出阻力、上巩膜静脉压ICP和血压等都会影响IOP,因此IOP测定在临床应用中存在一定的局限性。不过,由于IOP与ICP间存在显著的正相关关系,IOP随ICP的变化而变化,故对患者连续测量IOP仍可比较准确地反映其ICP的动态变化。

6.6 数学模型方法

许多学者尝试通过脑血流动力学知识建立数学模型来估算ICP值,但效果不佳。

徐丽伟等人考虑动物生理与人体生理的差异性等问题,利用计算机模型来监测患者在某一特定时刻的脑血流参数及预测某种治疗方法的潜在结果。从分析脑血流与脑脊液循环的解剖学与生理学方面入手,建立一个面向临床实践的关于颅内压动力学的初步数学模型,并在此基础上建立集中参数等效电网络模型及相应控制方程,通过在模型上进行模拟试验来模拟正常生理或病理(如脑缺血、蛛网膜下腔出血等)状况下的生理信号变化,从而建立起脑循环动力学参数与颅内压变化关系的数学模型。该模型既考虑脑血液循环,又考虑脑脊液循环,还包括主要的影响颅内压的生物力学参数,如脑脊液动力学参数、颅内阻力参数和脑血液动力学参数,从而可以综合更多的与颅内压变化相关的参数,使其统一于一个数学模型,为颅内压的无创监测提供了一个新的思路。

曾高等人利用逐步判别分析法筛选 ICP 预测变量,通过保证进入模型变量的有效性和预报结果的稳定性来降低 ICP 错判的概率,提高其临床应用价值。在他们建立的半定量预测模型中,引入的 4 个变量分别是 MCA 的平均血流速度、平均动脉压、呼吸末二氧化碳分压和心率。

6.7 微创应变电测方法

岳献芳等人将机械工程中的应变电测技术引入颅内压的实时监测,从颅腔随颅内压变化发生变形的角度出发,提出了微创颅内压应变测量方法。

颅腔内脑脊液的波动引起颅骨以一种持续不变的韵律收缩和扩张,则头骨的骨缝也可以运动。组成颅内压的生物基础是脑脊液的液体静力压和脑血管的张力变动压力,因此颅内压的调节是靠脑脊液和脑血流量保持动态平衡来实现的,颅内压的变化会引起颅腔发生变形。根据机械变形原理,内部有压力变化的密闭容器会产生相应的变形,通过测量密闭容器的应变可以确定其内部压力的变化。应变电测方法的原理:将电阻应变片粘贴或安装在被测试的物体表面上,随着物体受力变形,应变片的敏感栅也会获得相应变形,通过应变片将被测量转化为电参量的变化,从而实现物体变形的测量。

岳献芳等人提出的颅内压应变电测方法,不需像现有颅内压有创检测方法一样需要进行开颅手术、颅骨钻孔或腰椎穿刺,其仅需在颅骨外表面粘贴应变片。所用的应变片面积很小,约为 7.3 mm^2,被监测病人颅顶的创面约为 11 mm^2,从而实现了颅内压的微创测量。目前,已利用大鼠进行了动物实验,验证了颅内压应变电测法的可行性,认为通过测量颅骨外表面的应变完全可以达到测量颅内压的目的。

6.8 颅内压无创检测方法的发展方向

到目前为止,临床上常用的 ICP 检测方法大都是有创方式的,都存在不同程度的颅内感染、出血及脑脊液外漏的可能，故近年来国内外学者都在致力于有创性 ICP 检测向多指标联合检测和无创检测方向的发展。可以预见的是随着医学技术和工程技术的进展，颅内压的无创检测技术将会在临床获得更广泛的应用。多学科的交叉融合，也将使颅内压无创检测方法更安全、更方便、更准确、更经济。但目前对颅内压无创检测方法的研究都是基于颅内压与某种生理参数之间的关系，通过检测到该生理参数的变化间接得到颅内压检测值或颅内压的变化情况。从本书前述部分大家可以看到，每一种颅内压无创检测方法都有其受众面和原理局限性，因而仅通过一种方法实现临床颅内压无创检测，在方法的普适性和测量精度方面并不是总能满足颅内压临床检测的需要。目前，颅内压的无创检测方法都存在着测量精确度差，方法比较烦琐，重复性不够，普适性程度不高等缺点。

在对颅内压无创检测方法的进一步研究过程中，为了克服单一颅内压无创检测方法的不足，从病理学和生物力学的角度出发，利用数据挖掘和系统辨识方法，提取出引起颅内压增高的不同病症与颅内压无创检测方法特征值之间的相关关系，构建新型的数据库管理机制和模型训练机制，建立经过细化处理的可学习、可记忆的数学模型，从而实现不同的引起颅内压增高的病理和生物力学控制参数深层次的无缝融合及综合应用。在此基础上，实现多种无创检测方法的深层次融合，提高颅内压无创检测的精度和临床适用性。

本章参考文献

[1] 陈兵. 经颅多普勒在无创颅内压监测的基础和临床研究. 长沙：中南大学湘雅医院，2002.

[2] 杨勇，杨义，王任直. 颅内压监测技术的进展. 中国微侵袭神经外科杂志，2008，13（6）：284-286.

[3] Pagauskas A, Chomskis R, Guzaitis J. Non-invasive intracranial pulse wave monitoring. Informatica, 2008, 19(3)：391-402.

[4] Tain R W, Alperin N. Noninvasive intracranial compliance from MRI-based measurements of transcranial blood and CSF flows：indirect versus direct approach. IEEE Transactions on Biomedical Engineering, 2009, 56(3)：544-551.

[5] 魏文锋，卞晓星. 视网膜静脉压测定法：一种非侵入性颅内压测定法. 国外医学 神经病学 神经外科学分册，2001，28(2)：139.

[6] 丁宏岩，董强. 颅内病变的动态监测与评价. 国外医学 脑血管疾病分册，2003，11(3)：192-195.

[7] Firsching R, Schutze M, Motschmann M, et al. Venous ophthalmic dynamometry：a noninvasive method for assessment of intracranial pressure. J Neurosurgery, 2000, 93(1)：33-36.

[8] Motschmann M, Muller C, Kuchenbecker J, et al. Ophthalmic dynamometry：a reliable method for measuring intracranial pressure. Strabismus, 2001, 9(1)：13-16.

[9] Querfurth H W, Arms S W, Lichy C M, et al. Prediction of intracranial pressure from noninvasive trans ocular venous and arterial hemo dynamic measurements: a pilot study. Neurocrit Care, 2004, 1(2): 183-194.

[10] 陶胜忠, 苏芳忠. 鼓膜移位与颅内压增高. 河南外科学杂志, 1999, 5(4): 353-355.

[11] 王庆红, 刘玲, 杨于嘉. 新生儿前囟压24 h动态监测及临床意义. 临床儿科杂志, 2004, 22(11): 730-731.

[12] Hayashi T, Kuramoto S, Honda E, et al. A new instrument for noninvasive measurement of intracranial pressure through the anterior fontanel I. Preliminary report. Child's Nerv Syst, 1987(3): 151-155.

[13] 杨洪滨, 寻延滨, 张小宇. 颅脑损伤患者眼内压与颅内压关系初探. 内蒙古中医药, 2009(4): 71.

[14] 董云德, 索班西. 眼内压与颅内压关系的临床研究. 中华神经外科杂志, 1993, 9(1): 41-42.

[15] Sajjadi S A, Harirchian M H, Sheikhbahaei N, et al. The relation between intracranial and intraocular pressures: study of 50 patients. Ann Neurol, 2006, 59(5): 867-870.

[16] 艾宏飞, 王健, 毛思中. 眼内压测定用于无创颅内压监测的可行性研究. 第三军医大学学报, 2009, 31(2): 163-165.

[17] Hu X, Nenov V, Bergsneider M, et al. A Data mining framework of noninvasive intracranial pressure assessment. Biomedical Signal Processing and control, 2006(1): 64-77.

[18] 徐丽伟, 邱力军, 李英一. 颅内压与脑血流关系的数学模型研究. 第四军医大学学报, 2008, 29(24): 2292-2295.

[19] McNames J, Aboy M. Statistical modeling of cardiovascular signals and parameter estimation based on the extended Kalman filter. IEEE Transactions on Biomedical Engineering, 2008, 55(1): 119-129.

[20] 曾高, 焦风, 宋修会, 等. 应用非参数逐步判别分析法建立颅内压半定量数学模型. 中国微侵袭神经外科杂志, 2009, 14(6): 268-270.

[21] 岳献芳, 王立. 颅内压监测及微创应变电测新方法. 北京: 科学出版社, 2008.

[22] 孙彤, 姜东辉, 刘晶. 动态颅内压监测技术的进展. 医学与哲学, 2008, 29(3): 59-61.

郑 重 声 明

高等教育出版社依法对本书享有专有出版权。任何未经许可的复制、销售行为均违反《中华人民共和国著作权法》，其行为人将承担相应的民事责任和行政责任，构成犯罪的，将被依法追究刑事责任。为了维护市场秩序，保护读者的合法权益，避免读者误用盗版书造成不良后果，我社将配合行政执法部门和司法机关对违法犯罪的单位和个人给予严厉打击。社会各界人士如发现上述侵权行为，希望及时举报，本社将奖励举报有功人员。

反盗版举报电话：（010）58581897/58581896/58581879
反盗版举报传真：（010）82086060
E - mail： dd@hep.com.cn
通信地址： 北京市西城区德外大街4号
　　　　　　高等教育出版社打击盗版办公室
邮　　编： 100120
购书请拨打电话：（010）58581118